歯科医がみつけた ピンピン 長生きの3法則

お口まわり ・ 呼 吸 ・ 体 幹

動画で実践！

ヨガ＆ピラティス歯科学®

稲澤陽三 著
Inazawa Yozo

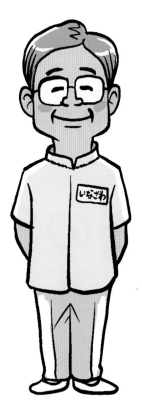

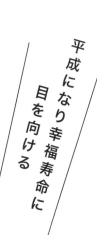

平成になり幸福寿命に
目を向ける

歯科医院開業当時は
使命感に燃えた日々

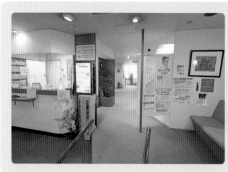

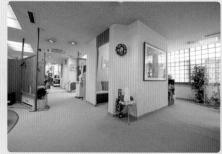

ヨガ＆ピラティス歯科学 宣言

　私は歯科開業医として長い間、多くの患者さんを診てきました。

　昭和50年代(1975〜1984)、むし歯の洪水と歯槽膿漏(現在は歯周病と言う)の治療に明け暮れながらも、当時は歯科医としての使命感に燃えた日々でありました。

　平成になり、これまでの治療を中心とした診療体制から脱却すべく、０歳から幸福寿命を全うするまでのライフステージにおける、口腔機能の育成、予防、審美、美容、癒し等の多岐にわたる本来のあるべき歯科の分野に、目を向けることが出来るようになりました。

　現在、私はヨガ＆ピラティススタジオでレッスンを受けていますが、何とフレイル、とりわけ歯科におけるオーラルフレイルの予防・改善、更に摂食嚥下・リハビリテーション訓練等と多くの共通点が有ることに気づきました。(フレイル、オーラルフレイルについては後述)

　つまりお口の健康の維持向上は、お口の周囲のみを対象にした対策だけではなかなか改善が難しいと考えます。

　噛む、飲み込む、会話(滑舌)する等のお口の機能低下は、全身の機能低下と連動しているからです。

　お口周りの局所と全身を考慮して一体化したヨガ＆ピラティスを取り入れれば、健康の維持増進につながると確信します。

　全身の筋肉のバランスもとれ姿勢がよくなり、呼吸や口腔機能も次第に改善され、健康寿命ひいては幸福(口福)寿命が延び、豊かな人生が送れることになります。

　本書では、前段で人間の行動や本質等に触れ、後段はまず口腔ケアについて説明します。続いて脳血管障害やその他の理由で、摂食障害や発音障害などの機能低下改善のために実施する口腔リハビリテーション(口腔リハ)を、ヨガ＆ピラティス歯科学(ヨガ＆ピラティスの理念が口腔、顔面に及ぼす影響を学習する)に関連付けて平易に解説していきます。

令和5年2月

● 目　次

生きるということ

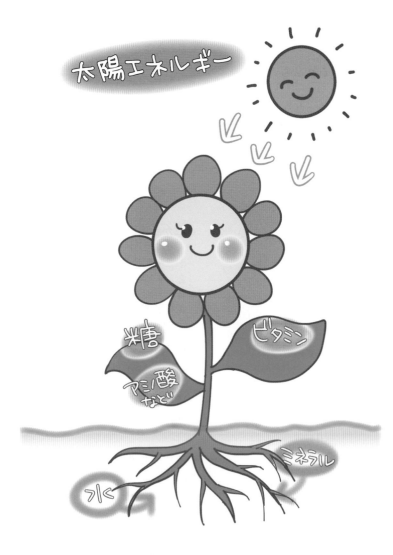

1-① なぜ、人は動く

私たちは生まれながらにして、身体の外から栄養を摂らなければなりません。生きることは食べること、食べるために動き回って、他から栄養源を確保しています。当然ながら他の動物も同じで、自分の体内で栄養を作ることが出来ません。

ところがどうでしょう。植物や海藻は地中（海底）に根を張り、太陽エネルギーの他、空気と海水の中の必要な成分を吸収して栄養源を獲得して、糖やビタミン、ミネラル等作っています。

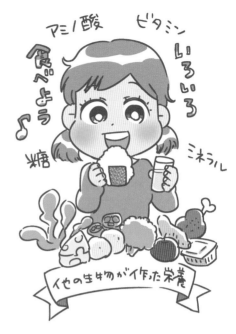

つまり、植物は動物と異なり、食べ物を得るために動き回る必要はありません。動かなくても自然を上手く利用して、たくましく生存することができるからです。

植物の大きさや高さは、太陽光を受けつつ栄養源をいかに高いところまで吸い上げることが出来るかに掛かっていると言えます。おまけに、種の保存は有り難いことに風や海水そして小動物（魚）が手助けしてくれます。

一方、動物である人間は食べ物を求めて動き回る必要があります。大昔は食べるために、狩りなどが生活の中心でしたが、少しずつ知恵がつき効率よく食べ物を得る工夫がなされるようになりました。

現代は農業、漁業、畜産業等人間の英知を結集して、効率良く生産してエネルギー源を獲得しています。そのため狩りの必要もなく、様々な職業が生まれ、人々は仕事に専念することが出来るようになりました。

しかしながら働いて収入を得て、食べ物を確保すること自体は今も変わりありません。食べるため、生きるために働いていると言っても過言ではありません。自然の恵みの恩恵を受け、地球上で生かされていることに感謝しなければなりません。

1-② 行動範囲と睡眠

　厚労省2020（令和２）年発表の成人１日平均歩数は、男性約6,700歩、女性約5,900歩となっています。実際そんなに歩いているのでしょうか、4,000〜5,000歩が実際のところ精一杯のような気がします。年齢、性別にもよりますが10,000歩が目標との事ですが、なかなか難しいのではないかと思います。

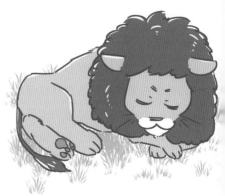

　現代人は狩りに行く必要もなく、交通手段も整備され、歩く機会が少なくなっているからです。昔の人はどれくらいの歩数、移動距離だったのでしょうか。想像できそうです。睡眠時間は行動範囲、つまり動く距離と正比例するのかも知れません。

　肉食動物のライオンやトラは広範囲の狩りに出て疲れるのでしょうか、鋭気を養うためか、或いは天敵が少ないからか、１日13〜15時間たっぷり睡眠を取ると言われています。ゾウやキリンなどの草食動物は４〜６時間程度だそうです。

　人間は雑食性の動物ですから約６〜７時間の睡眠が妥当ではないでしょうか。動く距離が長く、エネルギーを消耗する動物こそ長い睡眠時間が必要と思われます。つまり体重あたりの消費カロリーが大きい動物ほど睡眠時間が長い傾向にあるとも言えそうです。

　睡眠時間３〜４時間の短さで知られているナポレオンは、不足分を昼寝で補う習慣があったそうです。一般的昼寝は午後１時〜３時位の間に20〜30分ぐらいの仮眠が適当と言われています。これ以上の長い昼寝は睡眠が深くなり、起きるのが辛い上、夜の睡眠にも影響します。

　私は開業以来昼寝を30分弱取っています。そして仮眠直前に必ずコーヒーを飲んでから昼寝をします。30分後位に覚醒作用を持つカフェインが効いてくるので、寝起きがスッキリしてすぐ診療開始ができるからです。

　しかしカフェインの摂りすぎ（１日の摂取量の上限は400mg）は、不整脈や高血圧の原因になるともいわれていますので１日３〜５杯くらいが妥当でしょう。

　昼寝前の1杯のコーヒーは医学的に推奨されておりお勧めです。気分転換にもなりますので是非試してみて下さい。

1-③ 寝る子は育つ

　早寝、早起きは三文の徳と言われています。確かな根拠があるかどうかは分りませんが経験的に一理あると思われます。子どもには欠かせない入眠を促すホルモンのメラトニンと、他に成長ホルモンがあります。

　成長ホルモンは睡眠時に分泌され、骨や筋肉を作るなど成長に役立ち、また免疫力を高める働きがあります。寝る時間が遅くなると、脳内物質のホルモン分泌に影響が出てきます。

　質の高い睡眠は早起きに繋がり、遅くまで起きているとその分、早起きが出来なくなります。

　早起きして朝の光を浴びるとセロトニンが分泌され、脳や体を覚醒させ、日中の心身の活動に優位に働きます。また眠りを誘うメラトニンの生成にも関わり、体内時計の14〜16時間後にそのメラトニンが効いて眠くなります。

　スマホなどのライトなどの光の刺激はメラトニンなどの分泌を抑制します。寝る前にスマホやテレビの画面に集中すると交感神経が活性化され、目が冴えてしまい、質の良い睡眠の妨げになります。

　このように早起きは健康的で勉強や仕事の効率を高める、まさに三文の徳だと言えます。

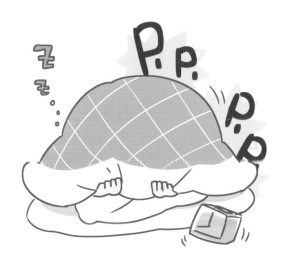

1-④ 朝ごはん

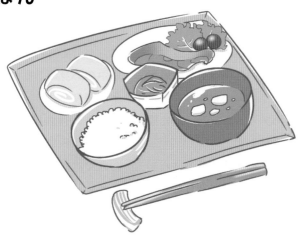

　寝ている間も人はエネルギーを消費しています。特に脳は朝起きた時は脳のエネルギー源であるブドウ糖が不足しています。そのため朝ごはんでブドウ糖や他の栄養素を補給する必要があります。

　ファーストフードなどは偏った栄養分の摂取となり易く、毎朝ご飯とみそ汁そして数種類のおかずを取って頂きたいものです。

　私の父親は教員をしていましたが、子供の頃いつもご飯とみそ汁を食べなさいと言っていました。その時は意味が分からなく言われるまま何の疑問もなく食べていました。

　私は小学校の学校歯科医を長年携わっていますが、この朝食のこと、朝うんちのこと、授業中ぼ〜っとしている子のことが学校保健委員会で話題になります。

　これも全て朝ごはん（ご飯又はパンとみそ汁等）に関係があることが分かっています。午前中ぼーっとしている子は、寝不足か朝食抜きでブドウ糖が不足してセラトニンが出なくて脳が覚醒していない証拠です。たまに子供の睡眠時無呼吸症候群が見られますが、この場合も睡眠の質に問題があり、授業に支障が出てきます。そして低学年でまだおねしょする子どもがいたらこの症候群が疑われる場合がありま

〜 breakfast 〜

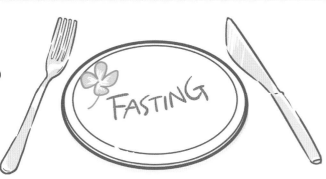

朝食（ブレックファスト）

　ところで朝食のことを英語でブレックファスト（breakfast）と中学校で習いました。ただ単に朝食と覚えてその意味を考えたことはありませんでした。しかしbreakは「破る、中断する」、astは「断食、絶食」と言う意味があります。つまり朝食は断食を止めることになります。

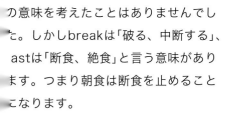

　私たちは一般的に朝、昼、晩と３度食事をします。朝食から昼まで約６時間、昼食から夕食まで６時間、この間、消化器はずっと働き続けています。

　夕食から次の朝食まで約10〜12時間は食事を摂らない、つまりプチ断食の状態になります。この習慣は幼いころから自然に身についています。

　ここで言う朝食とは朝起きて断食（fast）を中断（break）して食べること、いわゆるbreakfastになります。

　では無意識に行っているプチ断食が何故必要なのでしょうか。

食とは

　断食（fasting）とは、飲食行為を断つことです。このプチ断食の一番の効果は、デトックス（腸に溜まった有害な毒物を排出させる）作用です。

　私たちは日頃から外部から食べ物を摂取し、胃腸に負担を掛けています。そして体は消化作業を優先して時間とエネルギーを費やします。つまりこの断食が無いと一刻たりとも胃腸は休む暇がありません。断食は、疲れ切った胃腸の休息時間を作る絶好の機会を与えてくれます。

　小腸で栄養分が消化吸収された後、大腸において主に水分が吸収され残ったものが大便となります。口から肛門までの器官を消化管と言い、約８〜９メートルあり、消化・吸収・排泄の一連の作業が行われます。口から入った食べ物が便となり排泄されるまで約24〜48時間かかると言われており、その間の断食は重要な意味があります。

　夕食後も夜遅くまでむやみに食べ続けると、胃腸に負担をかけ身体の不調を招くことになり兼ねません。

Q1 朝ごはんを食べると トイレに行きたくなるのですが、 なぜですか？

A

　朝ごはんをよく噛んで食べると、セラトニンの分泌が増え、脳が目覚めて活発になります。食べ物が胃に送られてくると腸（結腸）が動き始め、内臓も目を覚まします。朝食後、この胃結腸反射が起こり、うんちは直腸に送られ便意を感じます。

　このことから、朝食を抜くことはとんでもない事で、便意を感じず、便秘になりやすくなります。

　朝食後、仮に便意を感じなくても、毎朝トイレに行くことで反射が起き、便秘を防ぐことに繋がります。プチ断食の後、朝食をしっかり食べて快適な一日を、また健康な日々を過ごすため、朝うんちの習慣をつけましょう。

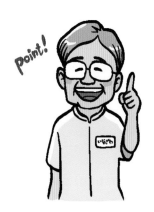

Point!

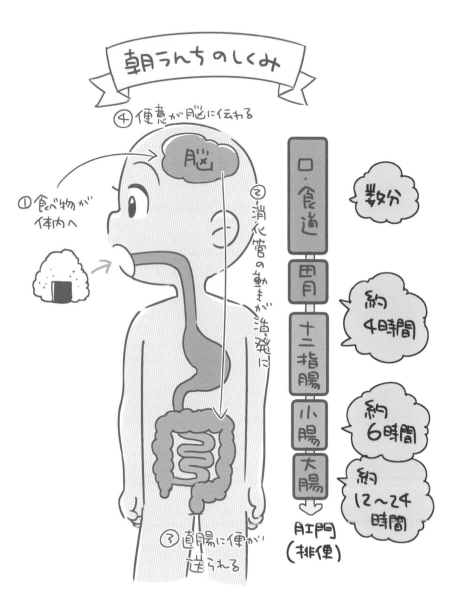

Q 2　私は早食いをよく指摘されますが、体に悪いですか？

A

早食いの習慣は食べ過ぎや、消化不良の原因になります。脳の満腹中枢が刺激され、満腹感を得るには一定の時間がかかります。

食べ始めてから少しすると血糖値が上りだし、10分位して脂肪細胞からレプチンと言う満腹ホルモンが出ます。この10分の間に早食いすると、食べ過ぎて、糖尿病を発症するリスクが高まる原因の一つになっています。

満腹中枢と咀嚼回数は密接に関連しており、噛む回数が多くて、食事時間が長くなると食べ過ぎることがなく、満腹感を覚えやすくなります。

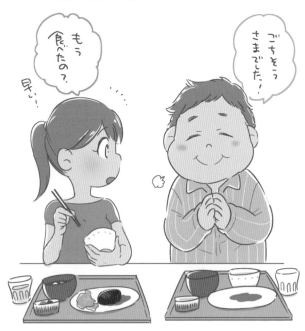

Q3 先生は食事の前にガムを噛むことを勧めていますが、何故ですか？

A

私は肥満気味の患者さんに勧める食事法として、できれば食事前にガムを4〜5分噛んだ後、食事を始めるように指導しています。ガムを噛むことで咀嚼筋群が働き、消化酵素を含む唾液を飲み込むことで満腹感を得て食べ過ぎによる肥満を予防することが狙いです。

昔、仙人（修行者の意味です）が断食の修行をするに当たり、霞を食っていたとの話がありますが、実は霞を食べたのではなく、顎を動かし唾液を出すためであったと思われます。「霞を食う」つまり顎を動かすことで脳を刺激し、唾液を飲みこむことで、修行者は満腹中枢を刺激し空腹を紛らわしたのでしょう。

経験的に、理に適った修行の方法であったと思われます。早食いは消化不良を招き胃腸障害を引き起こしかねません。一口の咀嚼回数は約30回が推奨されていますが、食べ物の種類やお口の状況にもよりますので、あくまでも30回は目標とし、無理しない程度の咀嚼回数にして頂きたいと思います。

例えば白米を一口で噛む回数として、半数の人が10回未満ではないでしょうか。もう少し回数を増やして消化酵素を含む唾液と混ぜ合わせながらゆっくり、しかもよく噛んで食べる習慣が大切です。

1-⑤ 腹八分目に医者いらず

このフレーズは随分前から言われていますので、多くの方がご存知と思います。お腹いっぱい食べると、身体の動きが鈍くなったり、眠気がしたり仕事や勉強にも集中力が低下することが経験的に分かっています。

毎日このような状況が続けば、生活習慣病を引き起こし、ひいては健康寿命にも影響を及ぼすと考えられます。

成人男子が1日約2,000キロカロリー摂取したとして、腹八分目、およそ20〜25％の摂取制限になることで、加齢による多くの症状の進行を遅らせる働きがあると言われています。食べ過ぎ、飲み過ぎ、睡眠不足を是正して、適度な運動で心身とも健康な生活を過ごしたいものです。

1-⑥ 噛むことの効用

咀嚼学会は、噛むことの効用を、咀嚼回数が多かっただろうと思われる弥生時代の卑弥呼にかけて「卑弥呼の歯がいいぜ」を提唱しています。

この頃の食事は玄米のおこわや乾燥した木の実、干し物など硬くて噛み応えのある食材であったと思われます。従って噛む回数は1食で約4,000回とされ、現代の約6倍と言われています。

ちなみに農林水産省によれば20世紀初頭の咀嚼回数は1,420回、食事時間は約22分でした。そして現代ではそれぞれ620回、約11分と随分短くなっています。これは一口あたりの噛む回数が10回から20回くらいに減ったことになるのでしょうか、あと10回くらい増やすことが理想と言えます。

～卑弥呼（ひみこ）の歯がいいぜ～

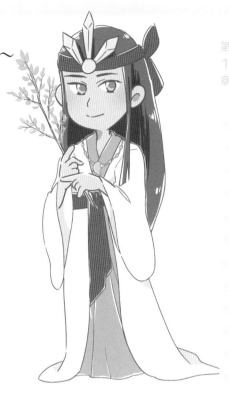

「ひ」…肥満予防

　　よく噛むことで脳にある肥満中枢が刺激され、満腹感を感じ食べ過ぎ防止につながります。

「み」…味覚の発達

　　よく噛むことで食べ物の素材の本来の味が分り、味覚が発達します。

「こ」…言葉の発達

　　よく噛むとお口周辺の筋肉が発達します。筋機能の向上は歯並びの改善にもつながると同時に、言葉もきちんと発音でき、顔の表情も豊かになります。

「の」…脳の発達

　　噛むことで、こめかみ周囲がよく動き、脳への血流がよくなり脳の活性化、記憶力アップにつながります。

「は」…歯の病気を予防

　　唾液の分泌が良くなり、歯の表面や歯茎が磨かれ（自浄作用）、虫歯や歯周病の予防につながります。

「が」…ガンの予防

　　唾液成分のペルオキシダーゼには、食品中の発がん性を抑える働きがあると言われています。

「い」…胃腸の働きを促進

　　食べ物をかみ砕いて飲み込むことで、胃腸への負担軽減になり、その働きを正常に保ちます。

「ぜ」…全身の体力向上

　　噛みしめる力をつけると、全身に力が入り、体力や運動神経の向上、集中力を養うことに繋がります。

　　その他、情緒を安定させる、顔の表情をよくする、頭痛、腰痛を予防する等、噛むことは健康の維持・増進に大きな役割を果たしています。食材や調理法を考え工夫して噛む回数を増やしましょう。

Q4　８０２０運動って何ですか？

A

　８０２０（ハチ・マル・ニイ・マル）運動とは「80歳になっても自分の歯を20本以上保とう」と言う運動です。

　1989（平成元）年に厚労省と日本歯科医師会が提唱して開始されました。それまでは「自分の歯で食べよう」との標語がありましたが、これを数値化して「８０２０」にしました。

　当時は男女平均寿命が80歳でしたから「８０」であり、「２０」は自分の歯で食べられるために必要な歯の数を意味しています。20本以上の歯が残っていれば硬い食品でもほぼ満足に噛めることが分かっています。

　８０２０の実態ですが、当初は10人に１人にも満たない状況でしたが、2016（平成28）年の調査では51％、２人に１人が達成されていることが分かり、今後も増加することが予測できます。

　歯を多く残してよく噛めば、健康寿命にも好影響を及ぼしますが、20本未達成の場合は健康寿命に期待できないかと言うとそうでもありません。

　現在では義歯・ブリッジ・口腔インプラント等の治療法があり十分に機能を果たすことができます。縄文時代のような大昔は歯科医師もいませんし、残っていた歯が０か数本だったらそれこそ自然食を上手く咀嚼できず、健康維持には不十分だったと思われます。

　現代でも残っている歯が少ないか又は無歯顎（０本）の人も結構います。それにもかかわらず100歳越えをする長寿の方が結構多くいます。何故でしょうか。それは先ず日進月歩の歯科医療の充実が挙げられます。

　欠損歯を補う治療をすることで、自分の歯と同じくらいの働きをしてくれるからです。他に大きな理由として食品に有ります。つまり栄養価の高いもの、動物・植物・軟性食品・飲み物等で、十分に噛まなくても健康を維持できる食品が多く出回っているからです。いずれにしても自分の歯が一番ですから１本でも多く残すことが大切です。

永久歯は親知らずの歯を除けば28本あります。「8020」の達成者が増え続ければ、近い将来「8028」運動に目標を変更する時期が来るかも知れません。長寿社会を見据えて、欲を言えば「10028」でしょうか。歯が20本残っているとしても、欠損部はブリッジか入れ歯を入れましょう。歯が抜けても、その歯茎の下には神経が沢山分布していますので、入れ歯を入れることでその神経（骨膜センサー）が脳の運動野能力を刺激し高めます。そうすると、より噛みしめることが出来るようになり、筋肉は最大の力を発揮し、下顎骨が安定し全身の姿勢そのも整うことこなります。

この8020運動の他、最近「8029（ハチマル肉）運動」のスローガンを聞くようになりました。80歳になっても肉を始めとした良質なたんぱく質を食べることで、介護いらずの元気な高齢な方を増やしていこうと言うことです。

フレイルとりわけ、サルコペニア対策には効果的な取り組みではないでしょうか。フレイルとサルコペニアについては第2章で説明します。

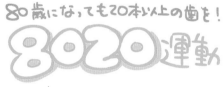

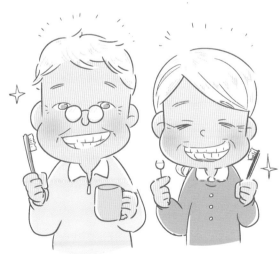

Q 5　唾液はどんな働きをするのですか？

A

　普段意識することのない唾液には大変重要な役割があります。唾液腺で作られた唾液は導管を通りお口の中に放出されます。

　成人であれば一日１〜1.5リットル分泌されますが、時間によって出る量が変わってきます。睡眠時は少なく食事中は多量に出て、緊張すれば減少します。

　また老化により、或いは一部の薬の影響により分泌量の減少がみられます。

　唾液には多くの作用がありますが、次に主な働きを述べます。

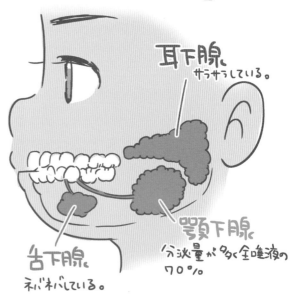

三大唾液腺

耳下腺。
サラサラしている。

顎下腺。
分泌量が多く全唾液の
７０％

舌下腺。
ネバネバしている。

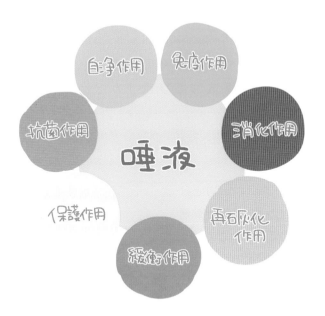

【消化作用】…唾液の中にはβアミラーゼ酵素が入っていてデンプンを分解する作用があります。

【洗浄作用】…お口の中の細菌や食べかすなどを希釈して洗い流します。

【抗菌作用】…さまざまな抗菌物質により細菌の発育を抑えます。

【緩衝作用】…酸性に偏った環境を中性に戻します。

【免疫作用】…免疫グロブリン(主にIgA、IgG)がむし歯菌をはじめとする口腔内細菌に対して防御作用をします。

【保護作用】…唾液中のタンパクによりペリクル(被膜)を形成して、歯を保護します。

【再石灰化作用】…脱灰(歯の表面のエナメル質を溶かすこと)して失われた歯のカルシウムやリンを補い、再び石灰化させます。むし歯を防ぐ働きがあります。

【潤滑作用】…おいしい食べ物を見たり、想像しただけで唾液が出てきます。同時に胃液の分泌も始まります。消化管の一部である口腔内を潤し、咀嚼や嚥下、発音を円滑にします。

Q6　よく口が乾くのですが、改善法はありますか？

A

　口腔乾燥症（ドライマウス）とは唾液の量が少なくなり口の中が乾燥しやすくなった状態を言います。

　どのような症状が出るのか考えてみましょう。前述の唾液の働きの反対の内容を考えてみると解かります。

【検査・診断】…唾液の量を測る、血液検査を行う。

【主な症状】…口の中が渇く、粘つく、舌や頬が乾燥して喋りにくい、味覚障害、飲み込みにくい、むし歯や歯周病になり易い、口臭の原因となる、歯垢が増えるなど。

【主な原因】…加齢、糖尿病、口呼吸、薬の副作用、ストレス、緊張、シェグレーン症候群（涙や唾液分泌などが障害される自己免疫疾患の一種）、唾液腺周囲の放射線治療など。

【治療法・改善法】…唾液腺マッサージ、薬物療法、筋機能療法、人工唾液、口腔保湿剤の活用などがありますので、歯科医にご相談ください。

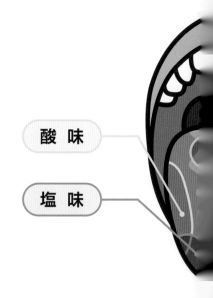

酸　味

塩　味

Q7 唇、頬、舌の役割を教えて下さい。

A

　食事の際、適量を前歯で噛み切り口の中に入れますが、その前に感覚の鋭い唇がセンサーとして多くの情報を脳に伝えます。この唇は他の動物には無く、人類(ヒト)のみ有ると言われています。

　熱いか、冷たいか、柔らかいか、硬いか等を判断する他お口に入れる量も必然的に決まってきます。また入れた食べ物がこぼれない様にもガードします。唇と頬は表情筋で繋がっていて、常に協調してお口の機能を発揮しています。

　舌(した又はぜつ)は筋肉の集合体であり、その働きは多く、常に唇や頬と連動して摂食、咀嚼、発音、嚥下と大変な働き者です。

　舌の表面の粘膜には、味蕾(みらい)と言って味覚の受容器があり、味覚は、甘味・塩味・酸味・苦味の4つ基本味から成り立っています。舌の味蕾は4つの味を全て感じ取ることが出来ます。味蕾の種類は、場所によって異なり、それぞれ1つの味に敏感に感じ取ることができ栄養吸収に役立つなど、重要な働さをしています。

　また、食べたり飲み込んだりしていいものか、身体に悪くないか等を味覚で判断するなど、生体の防御機能としても大変重要です。

苦　味

酸　味

塩　味

甘　味

幸福（口福）寿命について

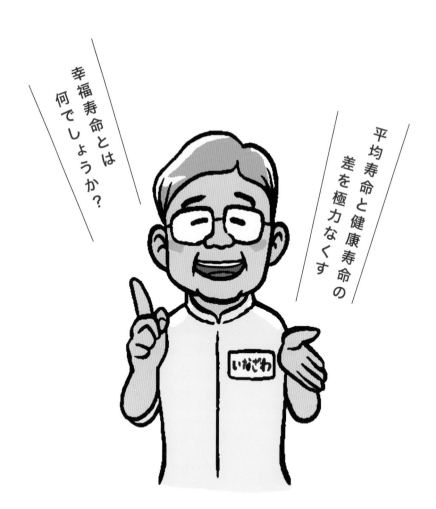

平均寿命と健康寿命の
差を極力なくす

幸福寿命とは
何でしょうか？

幸福（口福）寿命について

**今までは生きる原点と歯科の関わりについて記述しました。
これからは生れてから幸福寿命を全うするまでの段階で、状況の変化が生じた場合どう対処するかについて考えてみます。**

さて幸福寿命とは何でしょうか。あまり聞いたことが無い言葉かもしれません。幸福寿命を語る前に知って頂きたいのが、平均寿命と健康寿命のことです。日本は平均寿命が長く、長寿大国と言われています。先ず平均寿命とは０歳の時点で何歳まで生きられるかを、統計から予測した「平均余命」のことです。

健康寿命とは、病気や介護などから制限を受けず、日常生活を健康的に送ることができる期間のことです。厚労省発表の2021（令和３）年によると、

　　男性の健康寿命は72.6歳、
　　　　　　平均寿命は81.64歳、
　　　　　　その差は9.04歳
　　女性の健康寿命は75.5歳、
　　　　　　平均寿命は87.74歳、
　　　　　　その差は12.24歳で
世界第１位となっています。
それぞれの健康寿命と平均寿命の差は、病気や介護や支援が必要である期間を表しています。

要支援者・要介護者合計では

　　１位は**認知症**、

　　２位は**脳卒中**、

　　３位は**高齢による衰弱**との結果が出ています。これ以外にも運動器の障害（ロコモティブシンドローム）による骨折・転倒・関節疾患があります。このような障害を予防（介護予防）して、左記のような平均寿命と健康寿命の差を極力なくし長生きしたいものです。

しかしながら、健康で長生きしても幸せでなければなりません。命あっての物種ですが、生きている限り社会や家族の愛と絆に包まれ、加えて経済的に余裕もあり、いわゆる身体的・精神的にも安定した「幸福寿命」で過ごすことが望まれます。

なお、口福とはお口の中又はお口周りの健康状態を示します。つまり、口福は幸福寿命の一翼を担っていると考えます。

Q8

老年医学にフレイル高齢者という呼び方があるそうですが、フレイルって、どんな状態のことですか？

A

一口で言えばフレイルは健康と要介護状態の中間的位置になります。つまり虚弱と言う意味です。

加齢と共に心身の活力が低下した状態で、要介護状態と隣り合わせです。フレイルの要因は3つ挙げることができます。

1）**身体的要因**：サルコペニア、ロコモティブシンドローム（骨、関節、筋肉に支障をきたして運動障害が引き起こされた状態）

2）**精神的要因**：認知症、うつ病

3）**社会的要因**：孤独や閉じこもり

などが、複雑に影響し合って引き起こされます。

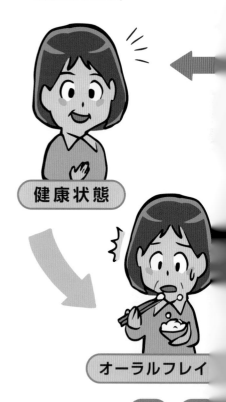

健康状態

オーラルフレイ

健　康

フレイルの要因の中の一つにサルコペニアあります。サルコペニアは全身の筋力低下が起こり、歩く速度が遅くなり、杖や手すりが必要になるほど「身体機能の低下が起こること」を指します。

要因として加齢や疾病により筋肉量や食事量が減少することが考えられます。筋肉量が減少すれば運動量が低下し、同時に食欲の低下、そして低栄養状態に陥り、更に筋肉量が減少するなどの悪循環を引き起こします。

このようにサルコペニアは、筋肉量や筋力の低下による身体機能の低下であるのに対しフレイルは、その身体的に加え精神・心理的、社会的な衰弱や虚弱を含みます。

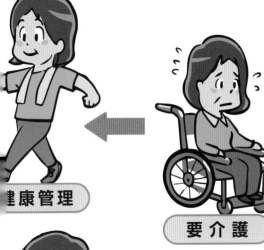

要介護

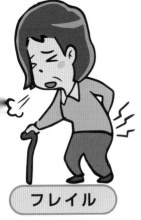

フレイル

健康管理

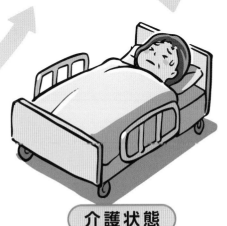

介護状態

Q 9　フレイルになると、お口はどうなりますか？

A

　フレイルは一口で言えば「全身の虚弱」ですが、それに対しオーラルフレイルはオーラルがお口のことですから「お口の虚弱」と言えます。

　お口の健康が全身の健康につながることは、論を俟つまでもありません。お口の健康が損なわれ、基本的な食べる機能が低下、即ち噛む力、舌の働きなどの低下を招く一連の状態がオーラルフレイルと呼ばれています。

　オーラルフレイルを放置していると、低栄養やサルコペニアのリスクが高まり、負の連鎖として最終的には、心身機能が低下するフレイルに陥ることになります。

　我が国は2025年には75歳以上の高齢者が2,000万人を超える超高齢社会になります。お口の虚弱、つまり本来のお口の役割が損なわれて、食事の際にむせたり、食べこぼしがあったり、うまく会話ができにくくなるなどの症状は全身のフレイルが始まる前段階と言えます。

　８０２０運動、つまり80歳で20本以上歯を確保して、歯、舌、顎、頬、喉、歯肉、鼻腔、唾液腺など、お口やその周辺の筋肉の機能を維持することが重要です。

　オーラルフレイルが全身のフレイルを引き起こす一因になることは間違いありません。つまり、かかりつけ歯科の専門管理と自己管理においてお口の機能を確保しながら、これから述べる**「ヨガ＆ピラティス歯科学」**を実践の上、さらなる機能の維持・増進を図って頂きたいと思います。

　オーラルフレイルの予防と改善こそが健康寿命とその上の幸福寿命を獲得する唯一の早道であると確信します。全身のフレイルについては膨大なテーマであり割愛し、その予防に効果が期待できるオーラルフレイルに限って記述して参ります。

噛めない

噛む
機能の低下

お口の
ストレス

口腔機能の低下
〈 オーラルフレイル 〉

心身機能の低下
〈 フレイル 〉

要 介 護

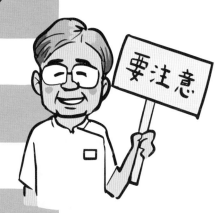

要注意

介 護 状 態

～オーラルフレイルのリスクチェックを試そう！～

質 問 項 目

	はい	いいえ
□ 半年前と比べて、硬いものが食べにくくなった	2	0
□ お茶や汁物でむせることがある	2	0
□ 義歯（入れ歯）を使用している	2	0
□ 口の渇きが気になる	1	0
□ 半年前と比べて外出が少なくなった	1	0
□ ある程度固い食べ物を噛むことができる	0	1
□ 1日2回以上歯を磨く	0	1
□ 1年に1回以上歯科医院を受診している	0	1

［合計点が 0 ～ 2 点］　危 険 性 が 低 い

［合計点が 3 点　　　］　危 険 性 が あ る

［合計点が 4 点 以 上］　危 険 性 が 高 い

3点以上の方は、かかりつけの歯科で相談しましょう！

オーラルフレイルは適切な対応によって、改善することができます。

※参考資料　日本歯科医師会

ヨガ＆ピラティス 歯科学

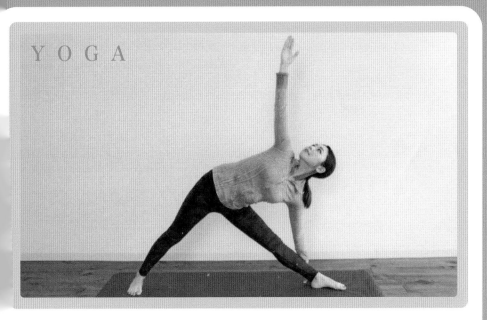

YOGA

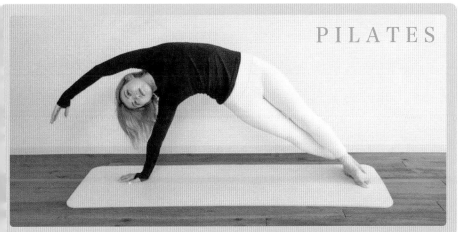

PILATES

ヨガ & ピラティス歯科学®

　標記の名称は私が考えたものです。正式な歯科学問ではありませんが、ヨガ & ピラティスの理念・効果を歯科に取り入れた学問とご理解頂ければ幸いです。

　さてこれからヨガとは、ピラティスとは何か、そして歯科とはどんな関連があるのか、どのような効果があるのかを述べていきます。

　先ず運動手法の違いを簡単に言えば、ヨガは呼吸とストレッチに重点を置きながら筋肉を強化する。ピラティスは正しい骨格を意識しながら、体幹の筋肉を整えることです。また目標の類似点も多く"身体と精神を同時に整える"こと、つまり心身の健康を確保することにあります。

　これからヨガとピラティスについて記述していきますが、私がレッスンを受けている「ピラティス & ヨガスタジオ　リアン」の指導内容の一部を参考にさせて頂いています。

　その後歯科に関わる口腔周辺の取り組みについて具体的に解説していきます。

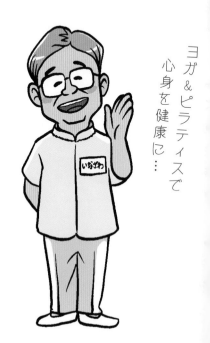

ヨガ & ピラティスで心身を健康に…

3-① ヨガ(ヨーガ＝YOGA)とは

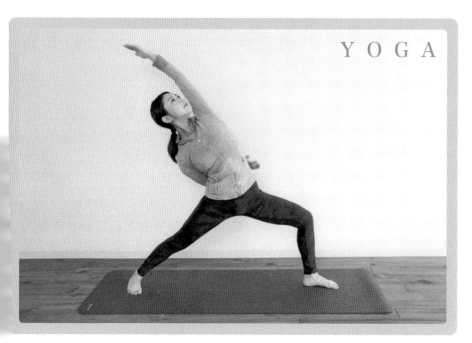

YOGA

ヨーガと発音しますが、以下一般的にヨガと統一して記します。歴史は古く、インドで誕生したと言われ、紀元前700〜400年頃ヨガと言う言葉が誕生しました。紀元後1100年頃ナチュラルヨガのベースになっている「ハタ・ヨガ」が誕生しました。

体位法(ポーズ)、呼吸法、瞑想法から構成されています。

ハタの「HA(ハ)陽」は太陽、吸う息、収縮を意味し「THA(タ)陰」は月、吐く息、拡大を意味します。

HATHA(ハタ)⇒精神力＋生命力
陽と陰のバランス「力のヨガ」

このようにハタ・ヨガは陰と陽をバランス良く調和させることが目的で、陰と陽のエネルギーによって生じる力を表すため「力のヨガ」と言う意味を合わせ持ち、特に呼吸に重点を置きながら、体位を実践し、最後にリラクゼーションを行います。

〜 ヨガのメリット 〜

1）予防医学としての側面

自然治癒力を高め、免疫力も向上、精神バランスも整えます。人と繋がることにより、社会的にも満たされていくことができます。

2）エクササイズのバランスをとる

エクササイズのバランスをとる。他のダンス等の動的面をヨガで補完し、身体をコントロールすることができる。

3）呼吸によるリラックス

吸う息は交感神経、吐く息は副交感神経が働きます。深い呼吸を行うことで副交感神経が優位に立ち、セラトニンが分泌され気持ちがリラックスされストレスが解消します。

4）血行が良くなる

身体が温まり顔色も良くなります。

5）冷えの改善

流れるような汗は出ませんが、身体の芯から暖かくなります。

6）脳波のバランス改善

少ない時間でリラックスすると十分睡眠をとったのと同じ感覚になります。

7）いつでもどこでもできる

道具がいらず、スペースも2畳程度で可能です。

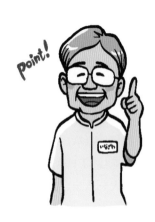

～ ヨガの主な呼吸法 ～

　ヨガの呼吸法には、自律神経を整える効果が期待されています。自律神経とは、私たちの意思とは別に働いている神経のことです。「交感神経」と「副交感神経」という２つの神経があり、それぞれに異なる役割があり、バランスが保たれています。

　交感神経が優位になると、私たちは活動的になります。ただし、これにより緊張やストレスも生まれやすくなるのです。その反対に副交感神経が優位になると、私たちはリラックスした状態になります。

　どちらも生きるために欠かせない大切な機能ですが、両者がバランスを崩してしまうと、体調不良につながることもあります。心も体も健やかな状態を目指すために、ヨガの呼吸法で自分の呼吸を整えていきましょう。

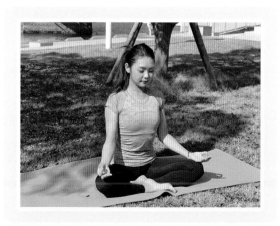

～ヨガの主な呼吸法～

1）腹式呼吸

ヨガでは基本の呼吸。

息を吸いながらお腹を膨らませ、吐くときにへこませる呼吸法。

息を吸った分、肺の底にある横隔膜が押されてお腹が膨らみ、息を吐くと逆に縮みます。

腹式呼吸は副交感神経を活発に働かせる働きがあり、気持ちを落ち着かせるなどリラックス効果があります。

2）胸式呼吸

アーサナ（姿勢）を行う準備段階で行い、身体の準備や集中力を高めます。

腹式呼吸はお腹が膨らみ縮むのに対し、胸式呼吸は胸を膨らませ肋骨が広がります。肺が膨らみ縮む、肋骨が開いたり閉じたりを繰り返します。

交感神経を活発にする働きがありリフレッシュしたいときに効果的です。

3）片鼻呼吸

左右の鼻の穴で交互に息を吸ったり吐いたりする呼吸法で、右手親指で右鼻を押さえて左鼻から息を吸います。右手の薬指で左鼻を押さえ親指を離し右鼻で吐きます。これを繰り返します。右鼻から吸うと身体を温め、左鼻から吸うときは身体を冷やし左右の鼻で交互に呼吸を行うことで身体のバランスを整える効果があります。十分睡眠をとったのと同じ感覚になります。

※慣れないうちは無理のない呼吸を続けることを意識しましょう！

～ ヨガは呼吸法が大切！ その理由や効果は？ ～

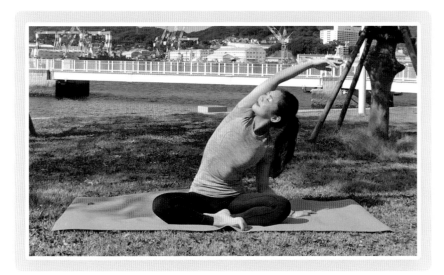

　普段から無意識に行っている呼吸は1日2万回以上ですが、ヨガにおいても非常に重要な意味を持ちます。なぜヨガでは呼吸法が重視されているのでしょうか。ヨガにおいて呼吸法が重視される理由やその効果、呼吸法のポイントや種類などについて紹介します。

　元々は悟りを開くための修行だったヨガは、呼吸や姿勢などを組み合わせて生命エネルギーを巡らせ、心身を整えることが目的の1つです。また、呼吸を正しく行うことは、ポーズの持つ効果を高めることにもつながります。

　そのため、ヨガでは呼吸法が重要視されているのです。

呼吸法の効果

前述の通り、ヨガの呼吸法は心身を整えることが目的です。では、呼吸によって身体にはどのような変化が起こるのでしょうか。

1）自律神経が整う

ヨガの呼吸法は深く呼吸を行うことが基本です。深く息を吸ったり吐いたりすることを意識すると、自然とゆっくりしたスピードで呼吸をすることにつながるため、副交感神経が優位になります。

副交感神経が優位になり自律神経のバランスが整うことで、睡眠の質や腸内環境の改善、ストレスの緩和など、さまざまな効果が期待できます。

2）血流がよくなる

意識的に深い呼吸を行うと、普段よりも多くの酸素を体内に取り込めます。また、深い呼吸により身体がリラックスして血管が拡張した状態なので、栄養や酸素をしっかり供給することも可能です。

血流が改善されることで新陳代謝が良くなるほか、冷え性や肩こりの改善、免疫力の向上といった効果も期待できます。

3）インナーマッスルを鍛えられる

呼吸をゆっくり長く繰り返すヨガの呼吸法は、「脊柱起立筋」というインナーマッスル（深層筋）が鍛えられます。

インナーマッスルを鍛えることで姿勢の改善が期待できるため、腰痛や肩こりといった悩みを解消したり、ヨガのポーズが取りやすくなったりします。また、筋肉量が増えると基礎代謝が上がるので、内臓脂肪の燃焼が効率的に行えるようになり痩せやすくなる点もメリットです。

ヨガの呼吸法にはさまざまなメリットがありますが、ただ呼吸をするだけでは十分な恩恵を得られません。では、呼吸を行う際にはどのようなポイントに注意すればよいのでしょうか。

〜 呼吸法を行うときの注意点 〜

1） 鼻呼吸を基本に行う

ヨガの呼吸法の基本は「鼻から吸って鼻から吐く」ことです。口呼吸よりも鼻呼吸の方が、より多くの酸素を身体に取り込めるとされています。鼻粘膜から一酸化窒素を放出、肺の血管拡張を促し酸素を吸収し易くしているからです。空気中のウイルスなどをブロックしたり、喉の乾燥を防いだりするなど、空気清浄機と似た働きがあるので鼻呼吸にはメリットが多いのは当然のことです。

鼻が詰まっているなど、鼻呼吸が難しい場合は口呼吸でも問題はありませんが、日頃から鼻呼吸をするように意識しましょう。

） 呼吸を止めないように気を付ける

ヨガのポーズをとることに集中すると、無意識のうちに呼吸が浅くなってしまうことも多いです。吸う、止める、吐くといった動作を意識的に行う必要があります。

特に初めのうちは、呼吸をしっかり深く行えているか、呼吸が止まっていないかどうかを確認するためにも、丁寧に呼吸をするよう心がけると良いでしょう。どうしても、ポーズをとっている間の呼吸がおざなりになってしまう場合には、ポーズをとらずに呼吸だけを行うのも手です。

3） 身体の力を抜く

身体に力が入っていると呼吸が浅くなってしまい、ヨガの呼吸法のメリットを感じづらくなります。ゆっくりとした呼吸を常に意識し、余計な力が入らないように注意することも大切です。体のバランスを整える効果があります。十分睡眠をとったのと同じ感覚になります。

4） 吸う時間と吐く時間を同じにする

息を吸う時間と吐く時間を同じくらいにすると、自律神経のバランスが整うとされています。例えば、5秒息を吸ったら5秒かけて吐き出すといったように、時間を計りながら呼吸を行うのもおすすめです。ただし、ヨガの呼吸法でもっとも大切なのは、心身ともにリラックスした状態で行うことです。時間を細かく気にしすぎることなく、自身が行いやすいペースで呼吸するようにします。

～ 呼吸を意識しながらヨガを行おう！ ～

　ヨガで行われる呼吸法は、自律神経を整えたりインナーマッスルを鍛えたりといった効果が期待できます。呼吸法によって得られる効果が異なるので、自身の体調に合ったものを選んで行ってみると良いでしょう。

　ヨガのポーズをとりながら呼吸するのが一番ですが、呼吸単独で行うだけでも十分に効果を感じることができるはずです。日常生活でもヨガの呼吸法を取り入れ、意識的に呼吸を行ってみてはいかがでしょうか。

～ ヨガとスポーツの違い ～

	ヨ　ガ	ス ポ ー ツ
目　　　的	心の安定、心身の統一	心身を鍛える、勝負に勝つ
動　　　き	遅くゆったり静か	早く激しい動き
呼　　　吸	遅く静かで滑らか	早く激しい、時に乱れる
酸　　　素	ゆっくりと大量に	大量に吸い、大量に吐き出す
心　　　臓	ゆっくり	速く激しい
血　　　液	循環は滑らかに	循環が速く、激しい
筋肉・骨格	普段、使用しない筋肉・骨格を隅々まで無理なく動かし矯正する	筋肉を十分に鍛える
血　　　圧	全体的には低下 調気法（プラーナヤーマ）で上昇も	上昇する
疲労物質	体外へ出し、全身の細胞を浄化させる。疲労がとれる	体内に溜める。激しい動きによっては疲労となる
神　　　経	ゆったりと休まる 自律神経のバランスが整う	交感神経が優位に立つ
内　　　臓	機能を高め位置の異常を正す	内臓を下垂させることがある
心	感謝する穏やかな心が芽生える	競争心を養う

～ ツボ（経絡）～

人間の体には、1,000以上のツボがあり、その1つ1つが経絡という通路を通して内部の組織や臓器に繋がっています。精密機械に例えれば、ツボは装置のボタンで、経絡は連結する回路に相当します。

このツボは長年の歴史の中で確認されてきたものです。東洋思想によって体系化され、鍼や灸、指圧などによる治療は、おおむねツボによっておこなわれています。ヨガのポーズはいつでもツボを刺激しながらおこないます。

| Q10 | 歯ぐきにもツボがありますか？ |

A

あります。全身に繋がるツボが40ヶ所あると言われていて、殆どが歯ぐきにあります。1本の歯には、その付け根にツボ、そして歯肉に反射区があります。ツボ（経絡）は点として、反射区は面として考えられます。

面である反射区を指で優しくマッサージして、臓器や器官の末梢神経に刺激を与えます。一方ツボは一点を集中的に刺激し、経絡を通して気の巡りを整え各器官の改善を図ります。ツボは優しく一点を押し、反射区（面）は表面を流すように刺激します。

両者とも、歯茎（歯肉）の血流やリンパの流れを刺激して局所の歯肉炎、歯周病を予防または改善し、さらに全身のバランスを整えます。他にも唾液の分泌、唾液腺の活性化を促進し爽快感やリラックス効果と同時に免疫力を高める効果が見られます。

歯磨き後、清潔な指で（専用ジェルを使い）ツボ押しとマッサージを励行してみてください。

毎日が無理であれば、週2〜3回程度おこなってください。健康なお口と全身の健康の維持増進に繋がります。

ツボと反射区

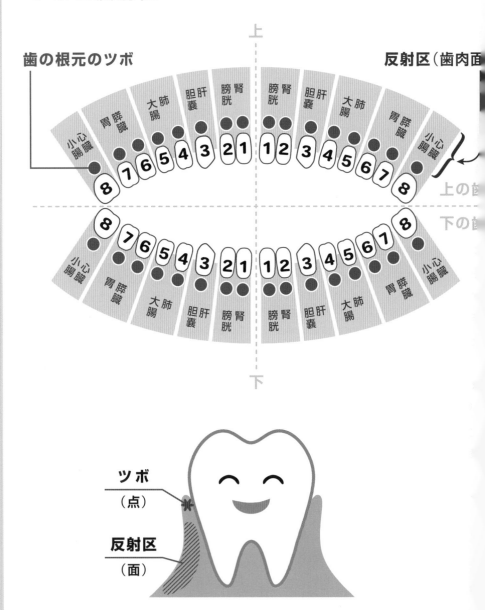

上

歯の根元のツボ　　　　　　　　　　　　**反射区（歯肉面**

小心
腸臓　　胃膵　　大肺　　胆肝　　膀腎　　　膀腎　　胆肝　　大肺　　胃膵　　小心
　　　　臓　　腸　　囊　　胱　　　胱　　囊　　腸　　臓　　腸臓

8 7 6 5 4 3 2 1　　1 2 3 4 5 6 7 8

上の

8 7 6 5 4 3 2 1　　1 2 3 4 5 6 7 8

下の

小心　　胃膵　　大肺　　胆肝　　膀腎　　　膀腎　　胆肝　　大肺　　胃膵　　小心
腸臓　　臓　　腸　　囊　　胱　　　胱　　囊　　腸　　臓　　腸臓

下

ツボ
（点）

反射区
（面）

3-② ピラティスとは

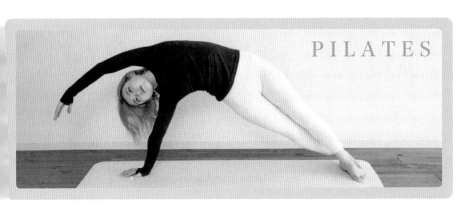

PILATES

　20世紀前半にドイツ人従軍看護師、ジョセフ・H・ピラティスによって提唱された身体調整法です。彼は自身のメソッドを「全身の筋肉と精神を自分自身でコントロールするための学問」と呼んだそうです。

　効果として主に体幹とインナーマッスルの強化法として周知されていますが他に身体全体を整え、四肢の筋力強、柔軟性の向上、筋持久力の向上が挙げられます。

　エクササイズでは脊柱や骨盤の動きに注目し、独自の呼吸法と組み合わせながら、その関節や骨の並びを整えることに重点が置かれています。それによって慢性的な痛みの改善や障害の予、そして生活の質の向上まで広い範で好影響が期待できます。

　ピラティスの種類として、マットの

み使用して行われる「マットピラティス」と専用器具を使用して行われる「マシンピラティス」があります。マットは体幹部を中心として全身満遍なく鍛えるプログラムが組み込まれており、独特の呼吸法とともにレッスン補助用の小道具を併用して実践する場合もあります。

　マシンとして専用器具は10種類ありますが、中でも代表的なリフォーマは多種類のムーブメントが体験できます。筋力が弱い人や高齢者などには無理のない荷負を与え、強靭な肉体の持ち主には強い負荷を上げる等、自由に調整できます。このように目的に応じ専用器具を使いこなし、今まで感じ取ることが難しい深層部の筋肉や関節の動きまで、意識することができ感動の連続を得ることになります。

3-③ 健康寿命を延ばそう！

　健康寿命を延伸して平均寿命との差をなくす、つまり要介護状態にある期間を如何に減らすかが、世界屈指の長寿国である日本の喫緊の課題です。この点を踏まえ、これから具体的にお口の中や、その周囲の機能的な事柄について解説していきます。

　それには私が所属する日本歯科医師会の充実した参考資料・文献を参考に、そして私自身の40数年来の臨床経験及び、今スタジオで取り組んでいるヨガ＆ピラティスから、歯科分野に如何にアプローチできるかを考え、効果的にオーラルフレイルを予防して、幸福（口福）寿命の獲得を目指したいと思います。

　ヨガとピラティスについては前段で大まかに述べていますが、それぞれの特徴として「ヨガは呼吸とストレッチに重点をおいて筋肉を強化し、心の安定やリラックスを得る」。そして「ピラティスは骨格を意識して体幹の筋肉を整えしなやかな筋肉を作る」と言えます。

　また体の深層部にある小さい筋肉をインナーマッスルと言い、外側の大きな筋肉はアウターマッスルと言います。ピラティスはインナーマッスルを鍛えますので、基礎代謝が上り、ダイエットやシェイプアップにも繋がります。

　さて、ヨガやピラティスがどのように歯科と関わるのでしょうか。歯科領域において、何らかの障害や高齢による様々な機能低下や異常をきたした場合、その部位に限った回復訓練のみでは効果が十分ではありません。そこでお口周りと全身との関わりを考え、ヨガやピラティスを同時に並行して実践することが効果的であると考えます。

　ここから具体的な内容を挙げ解説します。

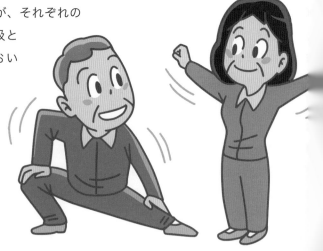

3-④ お口の障害とヨガ＆ピラティス

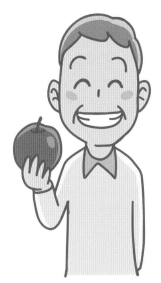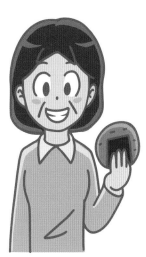

　咀しゃくとは、摂取した食べ物を歯で噛み粉砕することです。いかにも簡単そうですが、咀嚼するには先ず歯が無いと噛めません。8020運動では80歳で20本の歯を残すことを目標にしています。人には28本の歯がありますが、せめて20本あれば何とか食べる事ができます。

　しかし20本残っていても安心はできません。歯周病で噛めなくなって歯がぐらついたり、部分入れ歯やブリッジなどの治療をしないで歯が抜けたままになっていたら、十分に噛めないの元も子もありません。残った歯を活かした歯科治療が必要です。

　入れ歯（総義歯・部分入れ歯）は噛む効果だけでなく、顔や周囲筋の働きを促して表情を若々しくしてくれます。また噛みしめることもできるので、足元が踏ん張れて全身のバランスを安定させ転倒予防にも貢献します。入れ歯は口腔リハビリの装具としても有用なため、定期的な管理が必要です。

　他に咀嚼には唾液が必要です。高齢者になると、唾液腺の老化や薬の副作用等により唾液分泌量が少なくなる傾向にあります。唾液の働きについては前述していますので、ここでは減少傾向にある唾液量を改善する方法を考えます。

唾液腺には耳下腺、顎下腺、舌下腺の 3 大唾液腺があります。左右に 3 個ずつ、合計 6 個あります。唾液には抗菌成分や I g A（免疫グロブリン A）等を含み細菌やウイルスの体内侵入を防いでいます。食べ物を噛む時に耳下腺から出る刺激唾液はサラサラしており、頬の内側から分泌されます。一方、舌の前下方の顎下腺と舌下腺から毎分 0.3〜0.4㎖分泌される安静時唾液はネバネバとサラサラが混合しています。それぞれをマッサージします。

ただマッサージだけでなく、お口りや舌の筋力をストレッチして高めと、お口の機能（咀嚼機能）も高まりより唾液が出るようになります。全の運動と同時に、お口周りと舌体操そして会話や文章の音読などで健康持に欠かせない唾液分泌を促して頂たいものです。

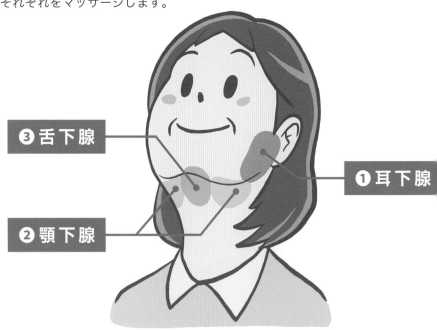

❸ 舌下腺

❷ 顎下腺

❶ 耳下腺

3-⑤ 唾液分泌を促すマッサージ

それぞれ5秒〜10秒を3回程度繰り返す

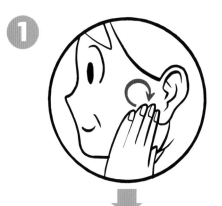

❶ 耳下腺マッサージ

指全体で耳の前方を（頬）を
矢印のように円を描く。
（前後5回ずつ）

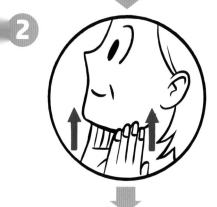

❷ 顎下腺マッサージ

親指を顎の骨の内側に当て
て押す。（5〜10回）

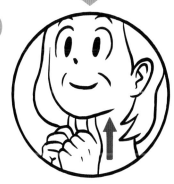

❸ 舌下腺マッサージ

顎の前方の内側を両親指で
押す。（5〜10回）

3-⑥ 噛む力をつけるトレーニング

目 的 … 食べる機能を高めることで舌や頬を噛むことなく、
　　　　おいしく、安心して食事ができます。

口腔周囲筋ストレッチ

　お口周りの筋肉（頬、舌、口唇、咬筋、側頭筋など）を鍛えるには姿勢を正し、唇を閉じて鼻呼吸で左右均等に噛むことが重要です。毎回の食事でも、ひと口20〜30回噛む習慣をつけましょう。

　他にガムなどを１日２〜３回、１回につき５分程度噛むことで、トレーニングすることも出来ます。

　他にも唾液腺を刺激しますので、唾液分泌にも効果的です。

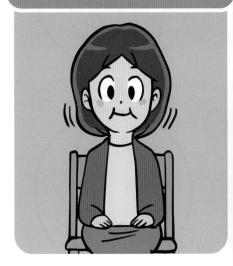

ガム噛み噛み体操

Q11 嚥下障害とはどういう症状ですか？

A

食べ物や水ものが上手く飲み込めなくなり、食道ではなく気管や肺の方に流れることを嚥下障害と言います。その結果、誤嚥性肺炎を引き起こしやすくなり、生命をおびやかすことになり兼ねません。

原因は老化によるお口の機能低下いわゆるオーラルフレイルや、脳卒中などの後遺症として、嚥下障害がもたらされることがあります。

そのオーラルフレイルを予防し又は改善するために早めに自覚して適切な対応すれば、目に見えて効果が表れてきます。

Q12 のみ込むチカラをつける方法を教えてください。

A

毎日5分のトレーニングで大丈夫です。

食事中むせる、薬などを飲みにくくなる、唾液で咳こむなどの喉の衰えは40代頃から始まります。誤嚥性肺炎など防止するためにも、のみ込む力を鍛えなければなりません。

そのためには局所的には喉の筋トレ、呼吸トレ、発声トレが必要です。加えて全身的なヨガ＆ピラティスを併用すれば効果的で寿命の延伸にもつながります。まずは次のページのイラストで紹介する方法を毎日5分間、続けてください。

3 - ⑦ 嚥下体操、飲み込む力トレーニング

　嚥下体操は食べるための筋肉トレーニングで、スムーズに食事ができるようにします。舌、頬、首のほか腕や肩の筋肉が協働して、一連の嚥下動作ができます。

❶ 前準備　イスに腰掛けて前準備をします。

❷ リラックス　食前の頚部や体幹のリラグゼーションは誤嚥の防止につながります。

　ⓐ 深呼吸…鼻から吸って、大きくゆっくり3回。

　ⓑ 肩の体操…肩を上下に10回動かします。

　ⓒ 背筋・腕の体操…背伸びをして前後に3回、左右に3回傾けます。

　ⓓ 首の体操…首を前後左右に傾け、次にゆっくりまわします。それを各3回ずつ行います。

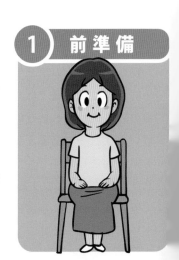

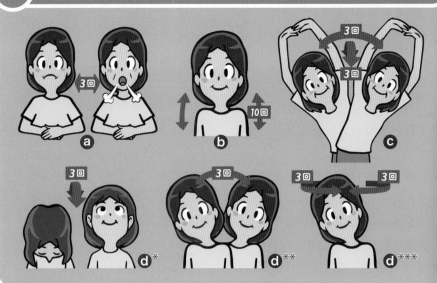

③ 摂食・嚥下機能訓練

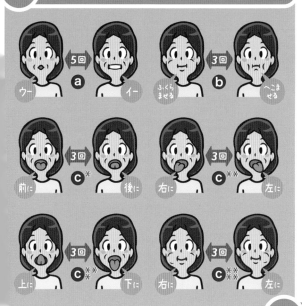

❸ 摂食・嚥下機能訓練

咀嚼や飲み込みをスムーズにするための訓練です。

- **ⓐ 唇の体操**… 5回「**ウー**」「**イー**」と発音します。
- **ⓑ 頬の体操**… 3回ふくらませたり、へこませたりします。
- **ⓒ 舌の体操**… 前後、左右、上下に各3回ずつ動かします。次に左右のほっぺたを3回ずつ押します。

❹ 構音訓練

咀嚼から飲み込みまでの一連の動きをスムーズにする訓練です。

「**パ・タ・カ・ラ**」という言葉を順番に10回ずつはっきりと発音する。

④ 構音訓練

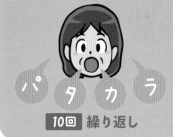

パ タ カ ラ
10回 繰り返し

⑤ ごっくん体操

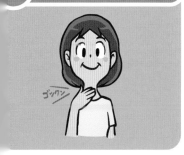

ゴックン

❺ ごっくん体操

喉に手を当てたまま顎を少し引く。ごっくんと唾液を飲みこんで、のどぼとけを上げる。

舌は上顎に5秒ほど強く押しつける。この動きを2〜3回くり返す。

長崎県介護予防市町支援委員会　協力：長崎県歯科医師会・長崎県歯科衛生士会より引用改変

呼吸法

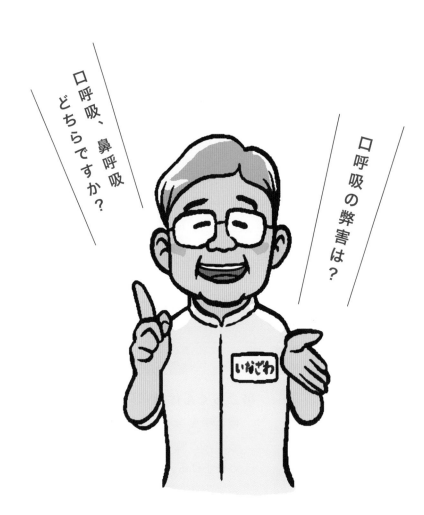

口呼吸、鼻呼吸
どちらですか？

口呼吸の弊害は？

あなたは口呼吸？ それとも鼻呼吸？

　人間以外の哺乳類は基本的に鼻呼吸です。私たち人類も元々は鼻呼吸だけでしたが、二足歩行や言葉を話すようになり喉周囲の構造が変化して、口呼吸ができるようになったと言われています。

　多くの動物は食道と気道は完全に分かれていますが、人間の場合は鼻と口が合流して繋がっているため、鼻でも口でも呼吸をすることができます。鼻が詰まっていても幸いにも口で呼吸できます。ちなみに犬は口呼吸ができないので、鼻が詰まったら大変です。呼吸困難を起こす可能性があり放置できません。

　人類が口呼吸できると言っても安心できません。もともと鼻呼吸が原則ですから、酸素を取り込む作業効率の悪い口呼吸には多くの弊害があります。鼻呼吸は吸った空気のゴミや雑菌の有害物質を取り除き、また空気の温度を調整し気管や肺を守っています。

　一方、口呼吸は呼吸器としての機能がないので、免疫力の低下やアレルギー症状を引き起こしやすくなります。脳にも影響があり集中力が減少し、疲労感が増加するとも言われています。

　口呼吸をしているとお口が乾燥して自浄作用と殺菌効果が低下し、口臭や歯周病、むし歯が発症し悪化し易くなります。つまりお口の乾燥によりプラーク（歯垢）が増え、抵抗力が衰えるからにほかなりません。また、舌の低位置や口唇が開いた状態では、筋肉や骨格のバランスに影響して出っ歯や歯列不正を引き起こします。

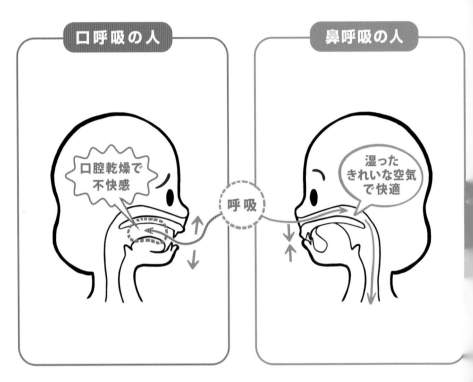

浅い呼吸で気道が狭くなり、酸素量が鼻呼吸より少なくなります。

口が乾燥した上、異物が直接呼吸器に入り、感染症に掛かりやすくなる弊害があります。

深い呼吸で気道が拡がり、体内の酸素量が増えて健康的になります。

異物の侵入を防ぎ感染症等予防に効果的です。

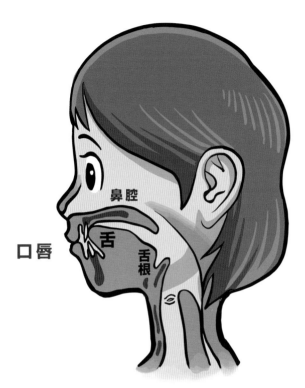

鼻腔

舌

口唇

舌根

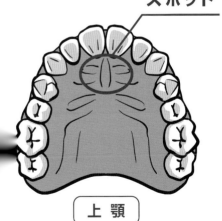

スポット

上　顎

一般的に安静時の舌の先は
スポット（上顎前歯の裏の歯ぐき）に
軽く接触しています
［鼻呼吸の場合］

Q13　舌が低い位置にあったり口を開けていると、なぜ出っ歯になりやすいのですか？

A

舌が低い位置にあると、口がポカンと開き易く、口呼吸になりがちです。口呼吸になると上唇の筋肉がゆるみ緊張が無くなります。

そうなると上前歯が前方に出てきて、いわゆる出っ歯になり易くなります。

Q14　顎関節症ってどんな症状のことですか？

A

顎関節症とは、分りやすく言えば、主に口が開かない（開口障害）、関節が痛む（顎関節痛）、関節が動く時に音がする（顎関節雑音）のうち１つ以上の症状がある場合を言います。

原因は様々です。歯ぎしり、噛みしめ、頬杖つく、肩こりなどの生活習慣やストレスなどが考えられます。

例えば大学受験を控えた高校生が、ストレスが原因で顎関節症になり受診することがあります。

一般的な治療法は原因を取り除くことや、開口訓練、マウスピース、薬物療法等々で症状の改善や緩和が期待できます。

顎関節

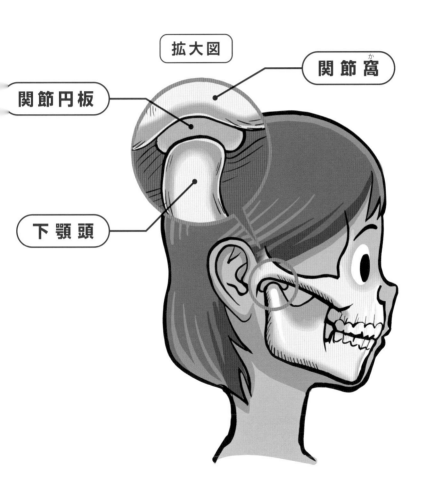

拡大図

関節窩(か)

関節円板

下顎頭

Q15　噛みしめって何ですか？

A

　噛みしめの前に「くいしばり」について説明します。くいしばりは力いっぱい噛みしめることで自覚することができます。歯ぎしりと同様歯のすり減り、歯周病の進行、お口周りの筋肉痛、肩こり、顎関節症などの症状が見られますので、マウスピースの装着や自律神経を乱すストレスをなくすことが大切です。そして噛みしめは、力いっぱい上下の歯を噛むイメージがありますが、それとは若干異なり、食生活における上下の歯の接触を広い意味で言います。(クレンチング)

　1日3回の食事で上下の歯の接触時間は9分、それ以外に唾液や飲み物を飲む時の接触時間は8.5分、合計で17.5分あれば咀嚼は十分とされています。ところがこの噛みしめが長時間無意識に歯を軽く接触させる場合があり、このことを「上下歯列接触癖(Tooth Contact Habit)」と言います。この癖は自覚がありませんので、長くなればなるほどお口や周囲組織にダメージが大きくなります。

　歯や歯周組織、知覚過敏、舌やお口内の粘膜、顎関節、周囲筋肉、噛み合わせ等の異常が起こりやすいので治療が必要です。

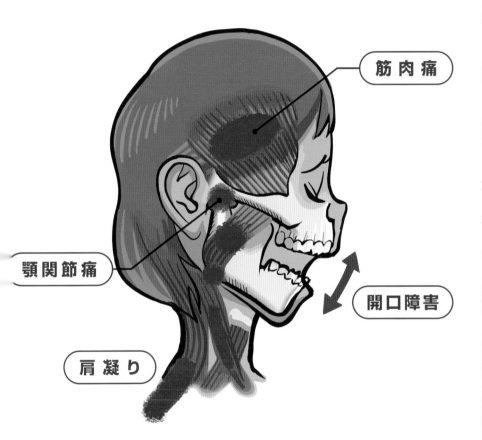

噛みしめ　くいしばり

筋肉痛

顎関節痛

開口障害

肩凝り

第4章

59

〜咬筋および側頭筋マッサージの方法〜

　噛み合わせの不具合、噛みしめ、食いしばりなどでお口周囲筋の緊張により顎関節症、肩こり、頭痛などを伴いやすいことが分かっています。その改善法の一つに側頭筋や咬筋マッサージがあります。その筋肉の場所はP59のイラストに示しています。

　マッサージにあたっては、気持ちよく感じる程度の力で優しくすることです。強く痛いくらいが良いと思われがちですが、筋肉や肌にダメージを与えることになり適切ではありません。かえって筋肉が硬くなる場合があります

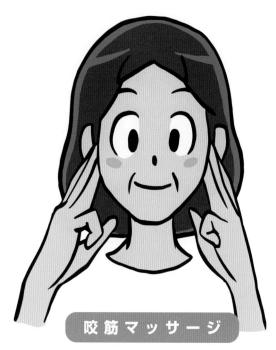

咬筋マッサージ

（頬周辺の筋膜マッサージ）

くつろいでいる時や入浴中などに、ゆっくり優しく筋肉の緊張をほぐすことがポイントです。指先で円を描くように、また筋肉の方向と垂直に行うマッサージも効果的です（筋膜マッサージ）。

　しかしながら症状が出る原因（全身的筋肉のアンバランスや局所的な癖等）を改善することも重要で、マッサージばかりに頼るのも考えものです。

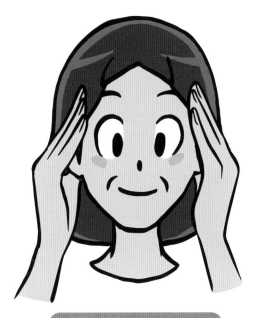

側頭筋マッサージ

（こめかみ周辺の筋膜マッサージ）

お口周りの健康

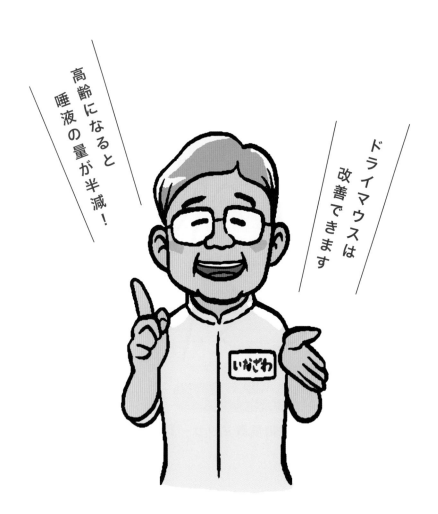

高齢になると
唾液の量が半減！

ドライマウスは
改善できます

いなざわ

5-① 口腔乾燥症
（ドライマウス）

　小学生の歯科検診や治療している最中、唾液が舌の裏から噴水みたいに飛んで出てくることが良くあります。成長期の唾液は質と量とも重要かつ必要不可欠なものです。

　成人においても重要であり、1日に唾液は1〜1.5ℓ位作られ、様々な役割を担っています。ところが、高齢になると唾液の分泌量が若いときの半分以下に減ってドライマウスになっている方が多くみられます。

　原因は加齢による唾液腺の機能低下、糖尿病、薬の副作用、ストレスなどが考えられます。薬の服用が原因の場合は主治医と相談して薬の変更、減量などの調整が必要な場合があります。

　ドライマウスは改善できますので、専門医やかかりつけ歯科で相談して下さい。適切な指導と処置で症状の改善が期待できます。

ドライマウス関連商品

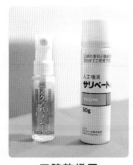

口腔乾燥用

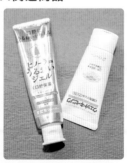

口腔乾燥（口臭）用

Q16

お口周りの健康と、舌はどのような関係がありますか？舌の体操法があれば教えてください。

A

　舌（ぜつ又はべろ）の役割は意外と知られていないのが実情だと思います。最初に浮かぶのは味覚（甘味・苦味・塩味・酸味）を感じとる働きでしょうか。舌の中でそれぞれの味覚を感じる場所が異なります。

　味蕾（み らい）が味のセンサーですが、乳幼児で約１万個あり、成人になると約７千個まで減少すると言われています。高齢者になると更に味覚が鈍感になり、食卓の味付けが次第に濃くなり若者の味覚と差が出てくる傾向にあります。

　他に舌の重要な働きに、咀嚼と嚥下があります。食べ物を歯と歯の間に移動させ、砕かれたものを反対側に運び再度咀しゃくします。このように食べ物をお口の中でぐるぐる回して咀しゃくしています。

食べ物が唾液と混ざり飲み込みやすくなると、舌は食べ物を集め咽頭に押し込み、同時に食道に送り込みます。

　このように一連のスムーズな咀しゃく・嚥下のために唾液と食べ物を混ぜ合わせますが、この働きも舌が担っています。更に発音でも舌の役割は欠かせません。言葉は肺から押し出される空気が声門を通るとき、声帯で空気が振動して口の中で共鳴しますが、加えて唇と頬そして舌が、異なった音に変化する手助けをします。

　また、歯並びにも関係しています。舌の大きさや位置のずれ、舌癖などがあれば歯並びに大きく影響します。このように舌の働きは多く、計り知れない程大切な臓器です。

舌（圧）体 操

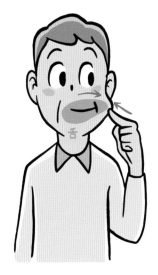

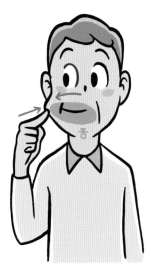

10回
繰り返し

左右の頬内側を
舌先で強く押し、
同時に頬の外側を
指で押し合いをする

舌の左右移動時には上歯表面を舐めながら、
反対側には下歯表面を舐めながら移動すると
一層効果的です。（舌回し体操）

Q17　加齢と味覚障害の関係について教えてください。

A

　舌表面の乳頭の中に「味蕾（みらい）」があり、飲食物の味情報を脳に伝え主に甘味、塩味、酸味、苦味を味覚として感じ取っています。

　乳頭は茸状、有郭、葉状、糸状の４種類ありますが、糸状乳頭以外の３乳頭に存在する味蕾は舌の他、軟口蓋、咽頭、喉頭蓋、食道上部にもあって、私たちはお口から喉にかけて飲食を味わって楽しんでいます。例えば冷たいビールなど喉越し（のどごし）を味わうなどです。

　一方、様々な味を感じ取ることで、口に入れたものが食べられるものなのか、飲めるものなのか、身体に必要なものなのかを判断することができます。まさに味覚は生体の重要な防御機能だとも言えます。

　そして味覚障害の原因ですが次のことが考えられます。加齢、亜鉛不足、口腔乾燥症、糖尿病ほか疾患の合併症、薬の副作用、ストレスによる心因性などがあり、原因に応じた対処が必要になります。

　さて、舌苔（ぜったい）については多くの方がご存知だと思います。舌の垢（汚れ）ですのことですね。汚れがひどくなると表面が白っぽくなります。この汚れが積み重なると味覚障害の一因にもなります。また舌苔は口臭の原因にもなります。

　舌苔が細菌によって分解され臭気成分を作り出します。専用の舌ブラシで白っぽくなったら味蕾を傷つけないように優しく垢を取り除きましょう。

子供や若者の舌は比較的ピンクで綺麗ですが、年齢を重ねると次第にあせてきますね。これは乳頭の変化によると考えられます。特に高齢者の糸状乳頭は若い時に比べ数ミリ伸びて長くなり、食べかすやプラークが溜まりやすくなります。その分、頻繁に舌苔を取り除く必要があります。

　乳頭が短い子供や若者は舌を動かすだけで自浄作用が起こり清潔さを保つことができます。

※味覚障害と高血圧

　加齢により塩味に鈍感になり易くなり高血圧の心配が出てきます。塩分を摂り過ぎると体内の塩分濃度が一時的に高くなります。するとその濃度を下げようとして、体内に水分がため込まれ、心臓に送られる血液量が増え、その分血管にかかる圧力が増すと言われています。

高血圧により、血管に負担がかかり続けると身体のいろんなところに異常をきたします。特に味覚障害がある高齢者には、調理法を工夫して塩分の取り過ぎに注意しましょう。

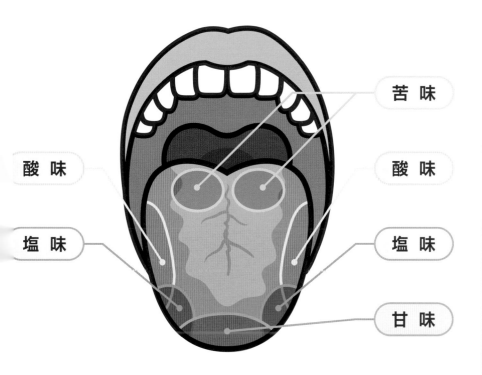

苦　味

酸　味

酸　味

塩　味

塩　味

甘　味

Q18　舌ブラシを用いるときの注意点を教えてください。

A

　舌ブラシにも数種類有ります。年齢や舌苔の付き具合などを考えて選びます。また使用法もその人に合った清掃法（味蕾の保護、ブラシ圧、回数など）が必要ですので、かかりつけ歯科にご相談ください。

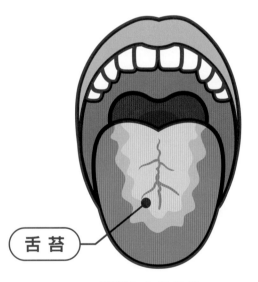

舌苔

高齢になるほど
付きやすくなり、
口臭の原因の一つに
なります

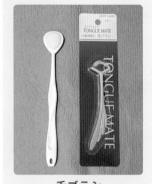

舌ブラシ

Q19 食事中、時々むせるのですが、大丈夫でしょうか？

A

　年齢が進むにつれ「むせる」ことが起こりやすくなったと感じる方も多いと思います。特に高齢者になると飲食物を誤って気管にいれてしまい、しばしばむせるようになります。この兆しは60歳前後からみられることが多く、原因は様々ですが一般的には加齢による喉（咽頭部）付近の筋肉や組織の緊張が減少することによります。

　中でも飲食物が気管に入らないように作動する喉頭蓋の開閉反応が鈍くなり、むせるようになります。食塊や水分の一部が声帯ヒダ周囲に触れると、咳き込みます。この、むせて咳き込む一連の流れは、誤嚥（気道進入）による肺炎を防止する危険回避として重要な役割を担っています。

　ところが、筋力の衰えや脳障害後遺症そして認知症などで、むせなかったり、咳き込まないことも多く、むしろこの方が最も重大と言えます。いわゆる、むせない誤嚥、つまり不顕性誤嚥は上記誤嚥の半数ほどに見られるとも言われています。このような場合は嚥下機能の衰えなどがあり、その対策や訓練が必要になります。この点、ヨガ＆ピラティスなど全身的なレッスンと局所的な訓練とのセットが効果的です。

（次ページへつづく）

第5章

（前ページからつづき）

　訓練の他に食事姿勢や飲み込み時の意識の集中で、むせることを軽減できます。姿勢は下顎が床と平行に、そして足は体幹の安定のため、両足を床に着けます。寝た状態またはそれに近い状態では、ほぼ飲食は無理で、むせるどころか飲み込むことさえ困難になります。この場合の意識の集中とは、食べている事を意識する、例えばテレビや新聞を見ながらの無意識、つまり"ながら"食事は良くありません。

　私もむせることが時々ありますが、その時は食べる集中力に欠けています。鼻をすすったり、或いは鼻から小刻みに空気を吸いながら食べると気道に入りかけてむせたり、咳こんだりします。反射的に咳で排出しようとして、なお更、喉が狭くなり暫く息苦しさが続くことがあります。特に餅は、「これは餅だ」と強く意識して注意深く食べないと窒息して大変なことになりかねません。

　餅を食べている最中、鼻水などをすすりたい時は餅を上下の歯の間に挟んで固定した状態ですすります。また咳やくしゃみが出そうな時は、餅をお口の外へ出した方が無難でしょう。そうすると喉に吸引されず事なきを得ます。

　嚥下障害をお持ちの方は、『消費者庁許可　えん下困難者用食品』マークがついた食品を選択して活用されるのも一つの方法かと思います。

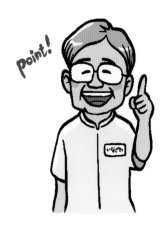

～肩こり～

二足歩行の人類は５キロ前後の重たい頭を支えるため首や肩に負担が掛かっています。そこで私たちは年齢、性別を問わず肩こりに悩まされていますが、その直接の原因は筋肉の疲れと血行不良です。

主な要因として"同じ姿勢""運動不足""ストレス""眼精疲労"等が挙げられますが、最近では血圧関連も注目されています。このように原因によって予防法と解消法も変わりますので、ご自分の肩こりの特徴を知ったうえで、効果的な対策を取ることが望まれます。そこで肩こりは意外なところに影響を及ぼします。

先ず頭痛です。肩凝りで血流が悪くなると、緊張型の頭痛が起こることが知られています。他に肋骨で囲まれた空間の胸郭の動きに影響し、呼吸が浅くなるとも言われています。いずれにしても様々な影響を与えている肩こりを改善しなければなりません。

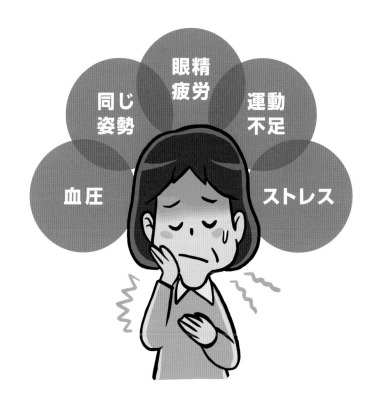

Q 20　マスクの長時間着用は、お口の健康に影響がありますか？

A

　マスクは随分前から生活様式の一部と定着していますが、その効果と弊害について考えてみましょう。私が子供のころは寒いときや風邪をひいた時に(ガーゼマスクを)着用するのが一般的でした。そして、新型コロナ感染症により、現在のところ殆どの国民が着用するようになりました。その効果は大きいのですが注意すべき点もあります。

　先ずマスクの種類には不織布、N95、ウレタン、布マスク等があります。それぞれの特徴と効果に差がありますので、感染対策など状況に応じ使い分けて下さい。次にマスクの弊害又は注意点を記します。マスクで鼻と口を覆うと少し息苦しく感じます。気道抵抗が高まり口呼吸になり易くなります。それに長時間のマスク着用によって、会話が減りお口の周りの筋力が極端に低下します。舌が正しい位置からずれて唾液の分泌も減少し、慢性的な口腔乾燥だけでなく免疫低下など様々な問題をひき起こしかねません。

　もちろん口呼吸にも繋がります。つまり集中力の低下、お口や喉の乾燥、咳などの症状の他歯肉炎、歯周病の進行、アレルギー疾患の増加になります。また長時間の着用は、吐いた空気を再吸収するので酸素不足になり、肺や脳に影響を及ぼすと言われています。

　他に重要なのは熱中症への警戒です。マスクで顔の半分を覆うので、口の渇きを感じにくくなり、熱中症に気づくのが遅くなります。喉の渇きを意識しなくても、こまめな水分補給と必要に応じたマスクの着脱が望ましいと思います。このように生活様式の変化の中で、健康的に過ごすにはマスク着用のリスクを知っていなければなりません。

　感染性の高いオミクロン株が子どもに蔓延しているとして園児、児童に可能なりマスク着用を政府は打ち出しました。かし2歳未満は窒息や熱中症のリスクがまるので着用は推奨しないとしました。然のことですが5歳未満は注意が必要で

Q21 稲澤先生は普段どのような お口の健康管理をしていますか？

A

　口腔ケア（口腔清掃とお口とそのまわりの管理）に力を入れています。虫歯や歯周病予防には日頃の歯みがきが大切です。年齢と共に食事中むせたり唇や頬粘膜を時に噛んだりします。

　舌や口まわりの筋力が低下している証拠です。唾液腺マッサージや舌体操のほか顔ヨガ等、毎日心掛けています。しかし首から上だけの管理では不十分ですから週1回、ピラティスレッスンを受けています。体幹の筋肉の強化と維持、つまり全身の健康がお口の健康に繋がると考え実践しています。

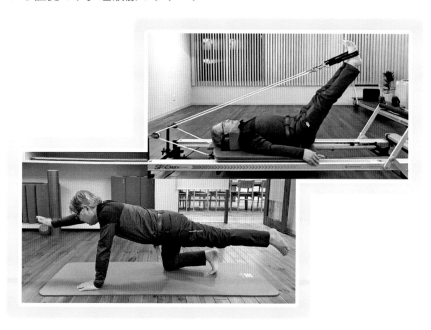

第5章

ヨガとピラティスを
やってみよう！

YOGA

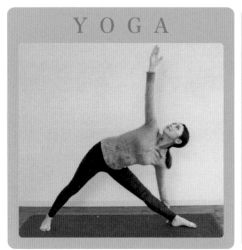

PILATES

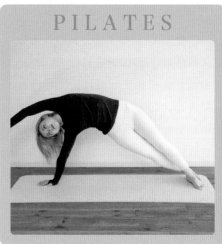

第３章ではヨガ＆ピラティスの概略を述べ、第４章から第６章まではお口周りのトラブルとその改善方法について考えてみました。また第７章では一般的なレッスンをＱＲコードを読込んで動きを確認しながら、実践できるようにしています。

それぞれのレッスンが、如何に全身と局所に効果をもたらすかも記載していますので、ご高覧頂きたいと思います。

お口周りトラブルも、ヨガ＆ピラティスを継続することにより、その大部分が何らかの改善に結びつくことが体験できるのではないかと思います。

さぁ、はじめよう！　ヨガ＆ピラティスを。
ピンピン長生きのために。

この章ではヨガとピラティスの基本動作（姿勢）と呼吸法を、写真と動画（QRコードを貼り付けていますのでスマホでご覧ください）で説明します。エクササイズにはマット、リフォーマー、ストレッチポール等いろんな補助器具を使用することが多い様ですが、マットがあれば当面対処できると思います。

6-① ヨガ

ヨガの基本はアーサナ（姿勢や体勢）と呼吸で成り立っています。

激しい他のスポーツと違い高度なルールや技術が要らない上、道具や場所を選びません。身体が硬い、運動が苦手、筋力が劣った人、老若男女など気軽に行えるのが特徴です。

ヨガは「理想的な姿勢」を目指します。

実践する内容は次の３点です。

- 伝統的な従来のヨガ＋筋力トレーニングの要素
- 不必要な緊張を取り除くストレッチ（関節の柔軟性を高める運動）
- バランスの良いプログラムによって骨格筋のバランスを調整

これらの実践によってニュートラルな骨盤と脊柱を取り戻し、心身の健康を手にし、無理なく動けるバランスの良い体を作ります。

柱と土台の考え方

- **柱＝背骨**　椎骨と椎間板が交互に重なっています。
  背骨は頸椎７、胸椎12、腰椎５で構成され、なめらかなＳ字湾曲。
- **土台＝骨盤**　背骨と大腿骨の間にあり、体を支えます。
- **骨盤は腸骨、恥骨、座骨、仙骨**で構成されています。

代表的なアーサナ
（座法、体位）

1）長座（ダンダ・アーサナ）

座位の出発点かつ終着点となる準備段階の座法です。

● **アーサナのポイント**

骨　盤：ニュートラル（お尻の穴が床面を向きます）

背　骨：ニュートラル（横から見て背骨が緩やかにS字湾曲している状態です）

股関節：屈曲（骨盤と大腿骨を連結している股関節が曲がります）

かかとを前に押し出し、大臀筋から座骨をしっかり出します。

両脚を前に出しお臍^{へそ}をへこませるようにイメージすると、腰が立ちやすくなります。

● **効　果**

自律神経が調和され、内臓の働きを整えます。骨盤をまっすぐ立たせ、脊柱が自然なカーブを描くのに必要な体幹の筋力が鍛えられます。

● **呼吸法**

肩の緊張をとり、みぞおちを膨らませるように息を吸い、長く息を吐きます

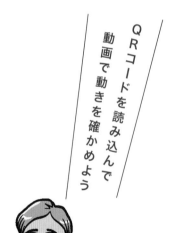

QRコードを読み込んで
動画で動きを確かめよう

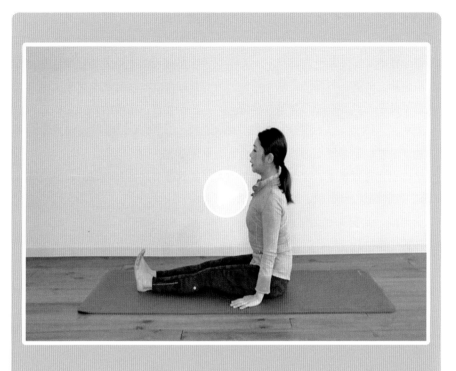

長座（ダンダ・アーサナ）

2）安座（安楽座）のアーサナ

●アーサナのポイント

骨　盤：ニュートラル

脊　柱：ニュートラル

股関節：外旋、外転、屈曲

踵（かかと）と踵とお臍（へそ）が一直線で楽な座法
です。

曲げやすい足の膝を曲げ、踵を会
陰（えいん）に引き寄せます。次に反対側の
足の踵（かかと）を引き寄せ、背中
を伸ばし姿勢を整える。（踵を縦
に並べます）

手は膝の近くで印を結ぶバージョ
ンもあります。

●効　果

この姿勢の場合、身体や諸感覚器
官が疲れにくいので、楽に座れる
だけでなく、自然な呼吸を保つこ
とができ、精神的に安定します。

●呼吸法

腹式呼吸か自然（意識しない）呼吸
をします。

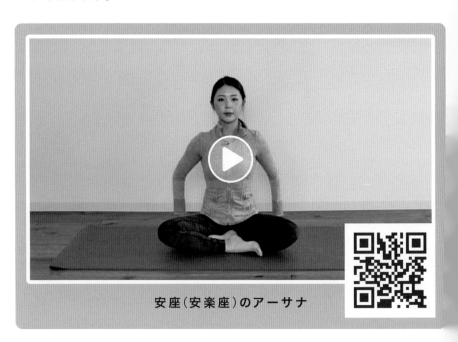

安座（安楽座）のアーサナ

3) 正座のアーサナ

金剛座（ヴァジラーサナ）ともダイヤ
モンドのポーズとも呼ばれています。
ヴァジラとは、固い・金剛石（ダイ
ヤモンド）の意味です。

● **アーサナのポイント**

　骨　盤：ニュートラル

　脊　柱：ニュートラル

　股関節：屈曲、内転

　足　首：底屈（足の甲が床にぺっ
　　　　　たりとつきます）

足の親指を寄せ、その上に腰をの
せるイメージです。

下腹部を伸ばして、臍下丹田（お

臍の下7センチあたり）に意識を
向けると気持ちが落ち着きます。
足の親指は重ねません。

● **効　果**

自律神経が調和され、内臓の働き
を調え、精神的な安定も期待でき
ます。

● **呼吸法**

肩の緊張をとり、みぞおちを膨ら
ませるように息を吸い、長く吐き
ます。

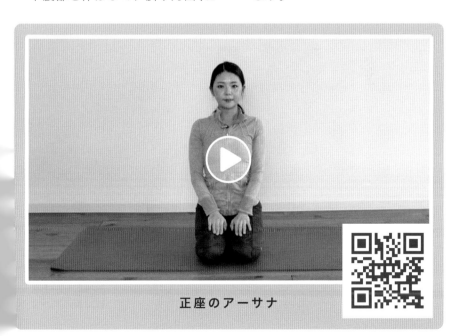

正座のアーサナ

4）山のポーズ（タダーサナ）

● アーサナのポイント

骨　盤：ニュートラル

脊　柱：ニュートラル

股関節：ニュートラル

全てのアーサナの基本になります。両足を肩幅に開き、膝・つま先を正面に向けて立ちます。

バンダを入れるために内転（太ももを寄せるようにする）します。

※バンダはサンスクリット語で「締める」「制御する」という意味があり、この場合の「バンダを入れるとは、お腹（下腹部・臍下丹田）に力を入れることです。

視線は正面、10mほど先をみる感じです。両足を開いたときは、踵と親指を結ぶ2本の線が平行になるようにします。

● 効　果

精神統一を図ることができます。疲れや不快感を解消できます。正しく立つことにより、お尻が引き締まり、お腹が引っ込み、胸を張ることが出来ます。

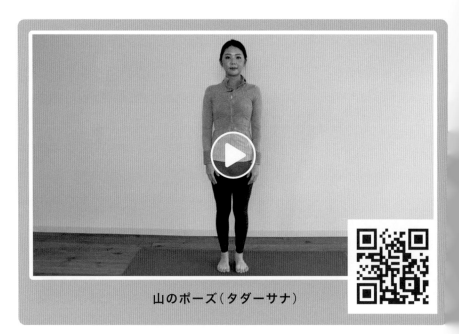

山のポーズ（タダーサナ）

5）仰向けのポーズ

●アーサナのポイント

仰向けになり、腕を体側から少し離し、手のひらを天井に向けます。目を閉じ、目元、口元、顔、首、肩、手の先、腰、足の先など全身の力を抜いていきます。

レッスンではこれを2分から5分ほど行います。

気持ちが落ち着けば、静かに目を開け、呼吸をしながら手の先、足の先から動かし始め、ゆっくり起き上がります。

●効　果

本当にリラックスした状態になると、腹部に温かい感覚が感じられ、全身の調和が得られます。

安定して落ち着いた深い呼吸をし、神経を静め、心を落ち着かせる効果があります。5分の実践が1時間の睡眠に匹敵すると言われています。

●呼吸法

腹式呼吸でゆっくり（息を吸って）吐きます。

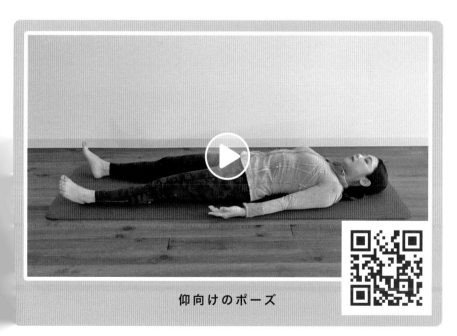

仰向けのポーズ

6）お祈りのポーズ

● **アーサナのポイント**

脊　柱：屈曲

股関節：屈曲、内旋

肩甲骨：上方回旋

額が、床につくとリラックスできます。

体を休めるポーズです。

● **効　果**

背中の大きな筋肉を刺激するため、首の凝り、腕の痛み、腰痛を和らげる効果があります。太ももで内臓を刺激するので、消化器の強化、自律神経失調症の緩和にもつながります。

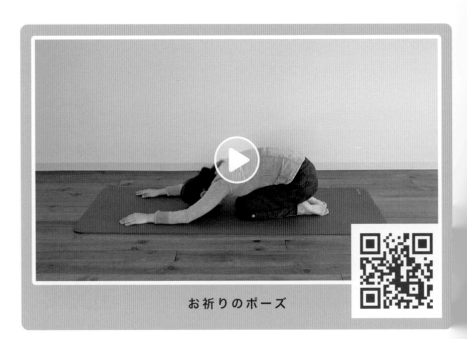

お祈りのポーズ

）うさぎの（頭ゴリゴリの）ポーズ

● アーサナのポイント

手は膝の横、もしくは少し前に置きます。頭頂部を床につけます。首を屈曲し（曲げ）過ぎないようにしてください。
顎を引きすぎないことがポイントです。

● 効　果

頭部への血の流れが良くなり、頭痛、目、鼻の機能改善が望めます。

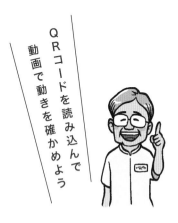

QRコードを読み込んで
動画で動きを確かめよう

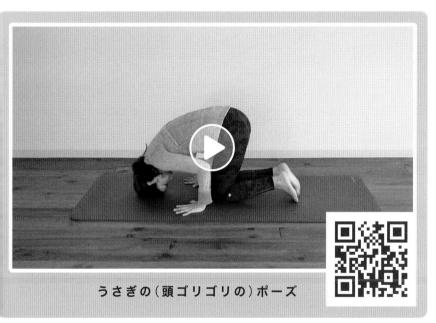

うさぎの（頭ゴリゴリの）ポーズ

8) 木のポーズ

●アーサナのポイント

骨　盤：ニュートラル

脊　柱：ニュートラル

肩甲骨：上方回旋

タダーサナ（山のポーズ）から片足を曲げます。

胸郭は開きません。

重心が外に逃げないように、足裏と内ももを押し合いっこします。

目線は一点に集中させてください。

顎を軽く引きます。

●効　果

脚力、集中力、バランス感覚を鍛えます。

下半身強化、バランス力、集中力を高めます。

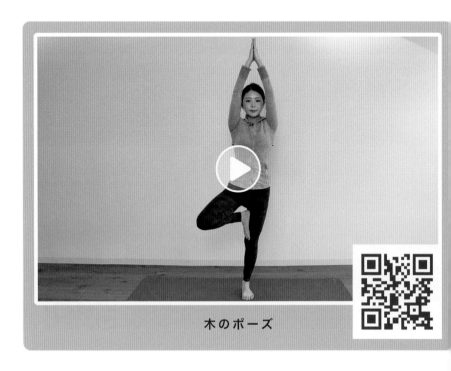

木のポーズ

●) ライオンのポーズ

● アーサナのポイント

正座からつま先を立て踵にお尻を乗せ、手は指を広げて膝を包むように置きます。腰を反らして顎を軽く引いて、目は見開き、口は大きく開け、舌を太く長く出します。舌は口に戻し閉じます。
この動きを２〜３回行います。

● 効　果

扁桃炎や口内炎の緩和、若返り、肌のうるおい、唾液腺ホルモンの分泌を促し、自律神経を調えます。

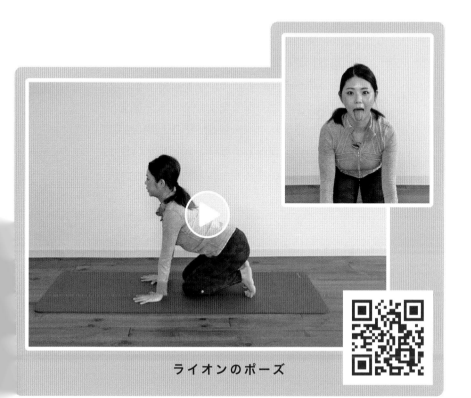

ライオンのポーズ

6-② ピラティスとは

　ピラティスの基本動作は姿勢と呼吸法です。

　一見単純そうですがピラティスを実践すると、意外に筋肉に効いていることが分かります。

　特に深層筋（インナーマッスル）に十分な酸素を供給しつつ、深層筋を整え強化しますので、高齢者にとってはサルコペニアの予防に繋がります。

　サルコペニアは筋肉量が減少して、筋力低下を招き転倒や骨折をしやすくなると言われています。早めに何らかの対策をとらないと、サルコペニアからフレイルに移行することになります。

　さて、体内の水分は筋肉内でも保たれ、必要に応じ血管に流れ出し水分や体温の調節など重要な働きをしています。ところが高齢になると、その筋肉量が減少し固くなりますから、水分保全が不十分の上、全身への水分供給が低下し脱水症状、つまり熱中症にかかりやすいと言われています。

　一方、若い人の筋肉量としなやかさは血流に十分水分を送ることができます。高齢者のみならず若い人も、食事と運動（ピラティス）で貯筋して安定した美しい姿勢を保ちつつ、心身の健康の維持増進に繋げていただきたいと思います。

ピラティスエクササイズを行う上、次の大切な
5つのポイントを一連の基本動作として理解し、
取り組めば最大の効果を発揮できます。

　日常生活では意識して使うことがないインナー
マッスル（深層筋）を整えるために、正確な基本
姿勢と呼吸法が必要です。

ピラティスの基本

エクササイズを行う上で基礎となる
5つの重点項目を紹介します。

> 1）呼吸のエクササイズ

> 2）骨盤のポジション

> 3）胸郭のポジション

> 4）肩甲骨の動きとエクササイズ

> 5）頭と頸部のポジション

　以下、それぞれの原則を写真や動画で分かりや
すく解説していきます。

1）呼吸のエクササイズ

　呼吸を正しく行うと、酸素を効果的に血液に送り込むのに役立ちます。またエクササイズをしながら正しい呼吸法を行えば、筋肉がリラックスし不必要な緊張を避けることができます。リラックスした深い呼吸法は集中力を上げるので、一つひとつの課題にフォーカスして取り組めるようになります。息を深く吐き出すことにより、深層筋も働かせることができます。

エクササイズの方法

❶自然な呼吸

　仰向けに寝て穏やかに呼吸しながら自然な呼吸パターンを意識します。腹腔、胸の上部、胸郭の両サイド、胸郭の後ろ、吸った息がどこに巡っているかを意識しましょう。

❷屈曲姿勢で行う呼吸

　胸郭の横や後ろへの吸気を促す方法です。

　座骨のトップに体重をかけて座った状態からスタート、両脚は緊張を解いた（力を入れない）状態にします。

　まず息を吸って…

息を吐いて…

　頭のてっぺんから椎骨を一つひとつ動かして前方に脊柱を屈曲させ、両脚の上でリラックスさせます。

　それから…鼻から吸い、胸郭の横や後ろが広がっていくのを感じます。

息を吐いて…

　すぼめた口から息を吐きます。胸郭は自然と閉まっていきます。

　これを3〜5回くりかえします。

❸最後に息を吐いたら、尾骨の方から椎骨をひとつひとつ動かして、スタート姿勢に戻ります。

　アクティブに繰り返し運動を続けるピラティスでは、胸式呼吸を行います。肋骨や肩甲骨を意識するこの呼吸法は、姿勢の改善にも効果があります。

❹仰向けになって、両手で胸の広がりを確認しながら、胸が大きく広がるように鼻から息を吸います。

　次に、ろうそくの炎を吹き消すようなイメージで、口から息を吐き出します。胸の中にある風船を膨らませるように呼吸を繰り返します。

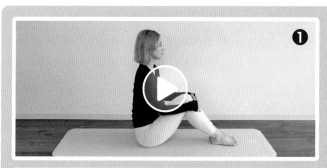

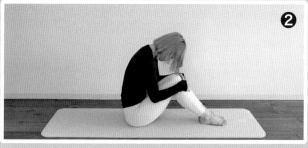

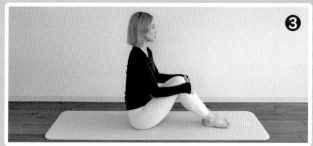

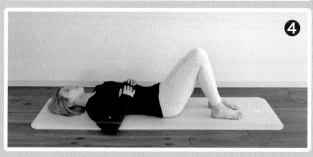

QRコードを読み込んで
動画で動きを確かめよう

呼吸の
エクササイズ

2）骨盤のポジション

骨盤と腰椎をニュートラルとインプリントの2通りのポジションで安定させる。

エクササイズの方法

❶骨盤のニュートラルポジション（腰と床面に手のひらが入るくらいのスペースが出来ます）

エクササイズのスタートは、骨盤を正しいニュートラルポジションにセットする。腹筋を使ってお臍（へそ）と背中を引き寄せ、胸部をまな板のように平らにし、骨盤と床を平行に保つ。

❷インプリントポジション

骨盤をやや後傾させるポジションを「インプリントポジション」といいます。腹筋を使ってお臍と背中を引き寄せながら、腹部が斜めのラインになるよう腰をマットに近づけ骨盤を後傾します。

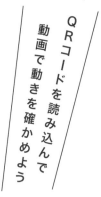

QRコードを読み込んで動画で動きを確かめよう

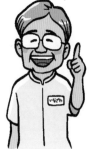

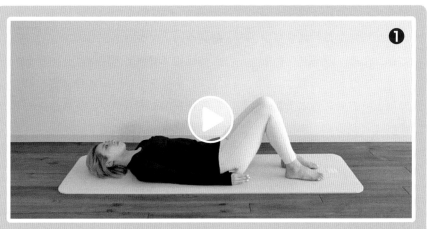

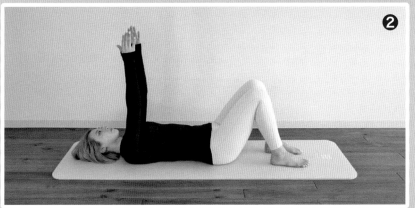

骨盤のポジション

3）胸郭のポジション

胸郭を正しい位置に維持するため、また間接的に胸椎を良い配置に保つため、腹筋を使わなければなりません。胸郭は、仰臥位では天井方向に持ち上がってしまうことが多く、また座ったポジションでは前方に位置がずれてしまいがちです。

エクササイズの方法

❶スターティングポジション

仰臥位で骨盤と脊柱はニュートラルです。両膝を曲げ、両足はマットの上で腰幅程度に開きます。手のひらを下に、両腕を脇で伸ばします。

❷アームレイズ

息を吸って…

両腕を天井に向け伸ばします。

息を吐いて…

❸胸郭がマットから離れない範囲で行ってください。

息を吸って…

両腕を天井に向け伸ばします。

息を吐いて…

両腕を脇におろします。

胸郭の
ポジション

QRコードを読み込んで
動画で動きを確かめよう

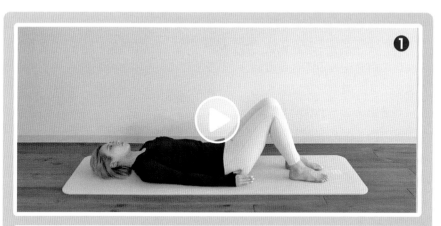

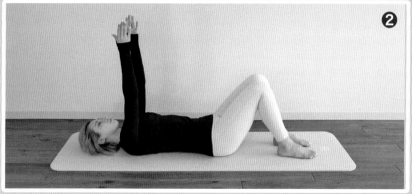

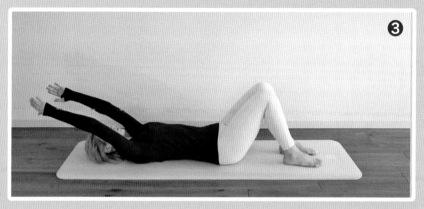

4）肩甲骨の動きとエクササイズ

　各エクササイズの初期に、胸郭上で肩甲骨を安定させることは、腹筋を引き締めることと同様に重要です。肩甲骨を安定させずに動き始めると、首回りや肩の上部の筋肉を必要以上に使ってしまいがちになります。

基本のエクササイズ

❶肩甲骨の挙上（肩を上げる）と下制（肩を下げる）

仰臥位、骨盤と脊柱はニュートラルです。

両膝を曲げ、脚はマットの上で腰幅程度に開きます。

手は床におきます。

❷外転と内転

手のひらを内側に向け、両腕を体の前に伸ばします。

息を吸って…

肩甲骨間を広げるようにして外転させます。

息を吐きながら…

肩甲骨同士を内に引き寄せるようにして内転させます。

‥

これを３〜５回繰り返します。

同じ動きを座位で、両腕を前に伸ばして行います。

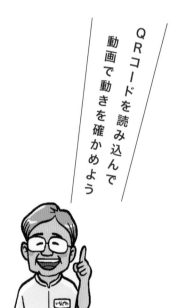

QRコードを読み込んで動画で動きを確かめよう

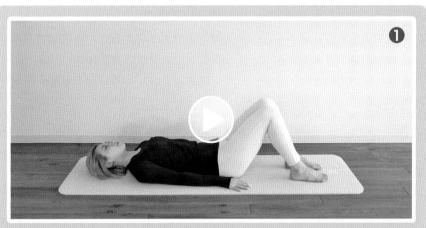

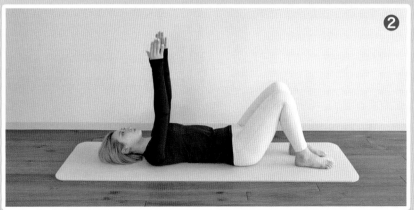

肩甲骨の動きとエクササイズ

5）頭と頸部のポジション

頸椎は自然なカーブを保ち、頭骨は両肩上にバランスよく位置するのが理想です。仰臥位でもポジションを維持すべきです。後湾症（胸椎が過度に湾曲している状態）を抱えていたりフォワード・ヘッド（体に対して頭が前に位置する）姿勢の場合、仰向けになったとき、頸椎がアーチしすぎないようパッドやフォームのクッションが必要です。

屈曲、伸展、側屈（横に曲げる）、回旋を行っているとき、ほとんどの場合、頸椎のカーブは胸椎の作るラインの延長になります。

基本のエクササイズ

ⓐスターティングポジション

仰臥位、骨盤と脊柱はニュートラル。両膝を曲げ、マットの上で腰幅程度に開きます。

息を吸って…

首の後ろを伸ばします。

息を吐いて…

首の後ろを長く保ったまま肩甲骨を安定させます。腹筋を収縮させ、胸郭を骨盤に滑り降ろすように近づけ、胸椎を屈曲させます。エクササイズを行っている間ずっと骨盤はニュートラルの状態で、深層筋を締めた状態を保ちます。

息を吸って…

腹筋の収縮を維持し屈曲を保ちながら、胸郭の後と両サイドを広げます。そして首の後ろの長さを保ちます。

息を吐いて…

上体をマットに戻し、頭がマットについたら、頸椎をニュートラルに戻します。

**頭頸部の
ポジション**

QRコードを読み込んで
動画で動きを確かめよう

a

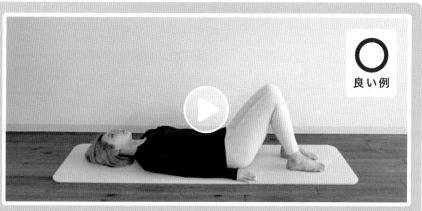

〇
良い例

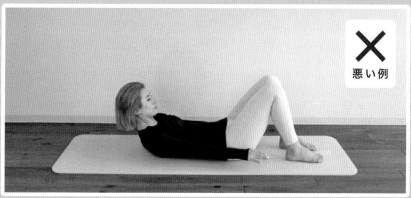

✕
悪い例

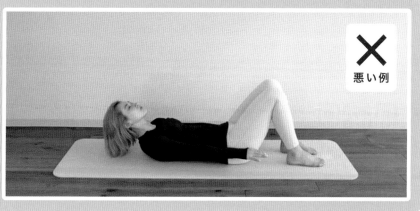

✕
悪い例

5) 頭と頸部のポジション

基本のエクササイズ

🅑 スターティングポジション

腹臥位、骨盤と脊柱はニュートラルです。両手を両肩の脇に置き、両脚はパラレルで内転（内向きに）します。頸椎をサポートするため、必要であれば額の下に小さなクッションを当て、鼻は直接マットにつけます。額をマットにつけると頸椎の屈曲が強まり、顎をマットにつけると過伸展となります。

息を吸って…

肩甲骨を安定させます。

息を吐いて…

胸椎を伸展し始めます。

胸郭は開いてもいいですが、肋骨の下部はマットに接地したままにします。

息を吸って…

伸展位を維持し、腹筋を維持し続けます。

息を吐いて…

頸椎を長く保ったまま、肩甲骨を安定させて上体をマットに降ろしていきます。

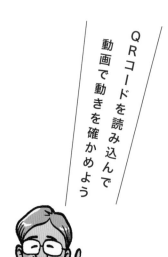

QRコードを読み込んで
動画で動きを確かめよう

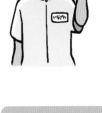

頭頸部の
ポジション

b

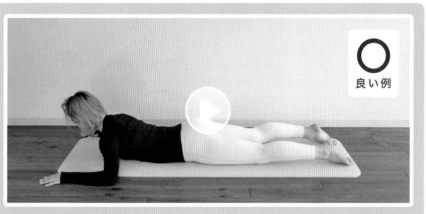

○
良い例

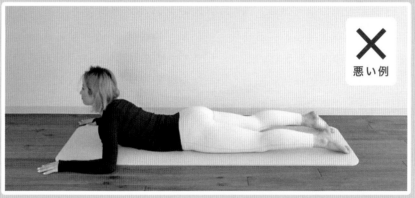

✕
悪い例

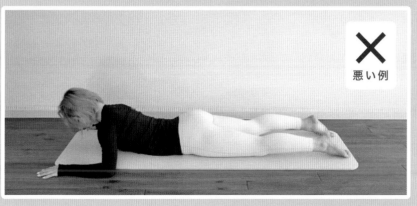

✕
悪い例

これから歯科は
どう変わる？

これから先、歯科はどう変わっていくのでしょうか？

　時代の変化や社会情勢により、刻々と変化の一途を辿ることは容易に想像できます。

　そして歯科界の過去の実績と、口腔科学の現状を踏まえると、ある程度近未来の予測はつきそうです。

　そこでこれまでの臨床歯科医として経験と反省の上にたち、これから先を予測してみたいと思います。

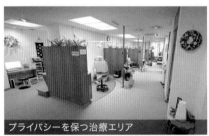
プライバシーを保つ治療エリア

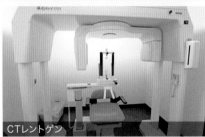
CTレントゲン

　現在、来院者は治療が主ですが予防にも多くの方が受診されています。その割合は数的に開業当時の昭和50年代（1975〜1984）は9：1程度でしたが、現在は6：4程度になっています。つまりこれからの歯科通院は疾病治療の患者以上に、口腔内が健康でかつ将来にわたり、健康を維持したいと願う方々が中心となります。

　健康志向が高い人で溢れる歯科医院が増え、ますます地域社会にとって必要不可欠な存在となります。

　つまりトータルヘルスプロモーションプランに基づく方針を、皆様と共有できる歯科医院の増加が望まれることは論を俟ちません。

　それでは具体的に予測してみます。

1）予知歯科学の定着

　現在、治療や予防処置後の予知・予測手段がありません。受診者は治療や予防後の効果がどれくらい続くのか知りたいところです。受診者から「このむし歯治療はいつまで持ちますか？」と良く聞かれます。「結構持ちますが日頃のお手入れ次第ですね」と返事するのが現状では精一杯です。これからは治療前に全身状態、口腔の局所状態を把握し専用ソフトを用い、治療後を予知し概ねの予測を伝える必要が有ります。

　その一例ですが私は口腔インプラント治療の予後、つまり短期・中期・長期生存かを治療着手前に事前に判定し、受診者に伝えることができる判定ソフトを2022（令和4）年に開発し普及に力をいれているところです。確定した予測ではありませんが、術者や受診者も予後が概ね予測できるので、納得して治療を受けることができます。

　このようにインプラント治療の予後判定システムが先駆けになり、むし歯・歯周病治療ほか、様々な歯科分野にも予知ソフトの開発が進み、定着していくことになるのではないかと思います。

2）メンテナンス（予防管理）の徹底と定着

　随分前から欧米では口腔メンテナンスが一般的に定着しています。

　定期的に歯科医院でメンテナンスを受けている人の割合は2017（平成29）年時点でスウェーデン90％、アメリカ80％、イギリス70％、日本10％となっています。メンテナンスの効果と考えられる80歳までの残存歯数は、それぞれ20本、17本、15本、8本となっています。

　定期的メンテナンスの効果はこのように、欧米で実証済みです。日本国民も健康観が高まり近い将来欧米並みになると予想します。

　また国の制度として国民皆健診（定期健診）が義務化され、その受診状況次第では公的保険給付に個人差が出るなど（保険制度の再編）、歯科疾患は自己責任が重視されていくことになるでしょう。

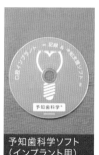

予知歯科学ソフト
（インプラント用）

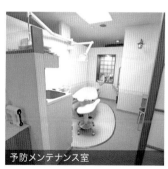

予防メンテナンス室

3）歯科衛生士の活躍

　お口の健康志向が高まるにつれ、歯科衛生士の活躍が一層期待されます。

　同時に歯科医師は漸減する一方、歯科衛生士（男女）は増加します。

　働く場所も行政、保健所、歯科医院、病院、地域包括支援センター、相談・指導を行う地域サテライト等での活躍が考えられます。

　また、近年の歯科技工士不足は深刻で、今後歯科衛生士とのダブルライセンス制度の検討など改善に向け、加速度的に見直しが進むと思われます。

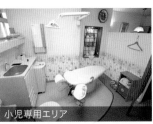
小児専用エリア

4）審美歯科と金属材料

　以前から頻用していた金属材料の激減が考えらえます。現在でも開業当時に比べると金属に代わる新しい材料が次から次へと出てきて、金属使用が減少しています。

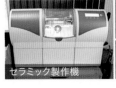
セラミック製作機

　審美性と身体に優しい材料が望まれるのは当然だと思います。金属材料を用いた治療がほぼ無くなることが予測できます。

5）切削用タービンの減少

　多くの受診者にとって切削用タービンは音と振動が気になるところです。虫歯の減少やレーザーの発達等でタービンの使用頻度が現在減少傾向にあります。将来タービンのない歯科医院が常識になる可能性が高いと考えます。

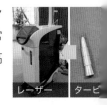
レーザー　タービ

6）幸福（口福）寿命の追及

　0歳から終身までの口腔機能育成と維持増進が、他科を含む専門職と境界領域をなくし、積極的に連携することで健康寿命の延伸が望めます。

7）病診連携

　各歯科医院が独自に全ての分野の治療に取り組むことは至難の業です。

　病診連携ではＡＩ（人工知能）を活用した、遠隔診断システムを始め1次2次・3次医療機関の役割強化が進むでしょう。

　一般の歯科医院に専門医が増えていますが、通常診療と並行しての診療は限界がありますから、独立した本

の専門医歯科医療機関との連携が効果
的になるでしょう。

8) 地域社会との連携

高齢社会になると高齢者に対し何らか
のサポートが必要になります。現在の
地域包括支援センター、各種高齢者施
設との連携強化そして充実（訪問指導、
診療）が一層求められます。

9) 個人歯科から法人化へ

　これから個人医院対応では疾病構造
の変化により限界が生じ、徐々に個人
と個人が合併して地域（人口割）に必要
な法人歯科医院数が行政主導で設定さ
れ、受け入れ態勢が変わる可能性があ
ります。

10) 美と健康に必要な
　　リラクゼーション

　現代社会においてストレスは様々な
影響を身体に及ぼします。ヨガ＆ピラ
ティスは勿論のこと、顔面や全身の筋
肉のほぐし、
ハンドマッサ
ージ等は
心身の安定
をもたらし
ます。

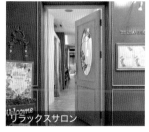
リラックスサロン

　最近では
歯科医院に
併設してス
トレスや咬
合等による
顎関節症、

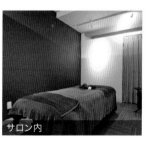
サロン内

筋肉痛、頭痛他を癒すサロンが増えて
きています。歯科医師が監修して歯科
医院での治療とサロンでのリラクゼー
ションを融合し補完し合うものです。
この新しい試みは歯科の分野の一つと
して常識になりつつあります。

11) SDGs

　持続可能な社会を目指す中、歯科医
院としても、何をすべきかを常に考え
なければなりません。

　再生可能なエネルギー、例えば太陽
光発電、蓄電システムの推進、そして
金属やプラスチック製の歯科材料を代
替材料に変換していくこと等が問われ
ています。既に歯ブラシの柄も竹製の
物が出回り始めていますが、小さいこ
と、できることから始めることが大切
です。

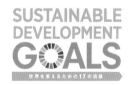

SUSTAINABLE
DEVELOPMENT
GOALS
世界を変えるための17の目標

おわりに

　平均寿命が年々伸びていますが、健康寿命も平均寿命と連動してもっと延伸、接近して幸福（口福）寿命を如何に全うするかがこれからの課題と言えそうです。

　健康とその維持は他から与えられるものではなく、自分自身の状況を把握して、自分なりにエクササイズを継続、努力する必要があります。

　また高齢や病気、怪我等で健康を損なうことがあっても、出来る範囲でヨガ＆ピラティスの基本姿勢と呼吸法を実践して欲しいと思います。

　先に述べたように、加齢に伴って心身の活力低下、いわゆる「フレイル」はその前段階として、お口のトラブルが大いに関係しています。

　噛めない、喋りにくい、むせる等の「オーラルフレイル」は食欲低下などで低栄養に陥りサルコペニアの他、心身機能低下も加わり全身の「フレイル」要因の一つと言えます。

　ただオーラルフレイルの排除のため、お口周りだけを考え機能訓練や強化のみでは不十分と考えます。

　口腔を全身の一部分と捉えることが大切であると考え、全身のヨガ＆ピラティスを口腔と関連付けた次第です。そのためには、歯科医のみならず、多くの関連する専門の人たちの知識や技術（チームアプローチ）を導入しなければなりません。

　私は現在、週1回ヨガ＆ピラティスレッスンを受けていますが、心身の変化についてご報告します。

先ず息切れが軽減しました。坂道、階段、急ぎ足等で必ずハァ〜ハァ〜言っていましたが、呼吸法のお蔭と思っています。

　次に１〜２年に一度起こる良性発作性頭位めまい症をこのところ認識しません。

　多分、ストレッチポールで左右にコロコロすることで、めまい体操と同じ動きになっているからでしょう。

　他に有り難いことに、時々起こる緊張型頭痛も軽減していることです。全身的ストレッチに加え肩甲骨を中心とした運動で肩凝り、首凝りの改善が功を奏しています。

　たったの１時間のレッスンですが心身が心地よく癒され、結果的に全身の様々な箇所が、自然な状態に導かれていくのを肌で感じることができます。勿論、口腔の機能や顔面の健康にも関わることは論を俟ちません。

　即ちヨガの深い呼吸とストレッチ、ピラティスで体幹の筋肉を鍛えるなどの基本を取り入れることにより、全身の毛細血管をよみがえらせ、心身を健全な状態に整え口腔の機能の維持、増進に繋げることが出来ると確信しています。

　幸いにも老若男女どなたでも、身体の状況に応じたレッスンを受けることができます。そして"介護予防"のためにも「長生きの３法則」を実践して頂きたいと考えます。

　一朝一夕に効果が出るとは言えませんが、目標をもって少しずつ取り組んで頂ければ幸いに存じます。力まないで、気楽に継続すれば何かが、どこかが変わると信じています。

　そして、皆様すべての方がこれから益々、健康（幸福）寿命を享受されんことを願ってやみません。

令和５年２月

稲澤　陽三

著者略歴

稲澤 陽三（いなざわ ようぞう）

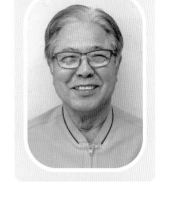

1973（昭和48）年３月　　九州歯科大学卒業

1973（昭和48）年６月　　歯科医師免許証下附

1976（昭和51）年10月　　長崎市大黒町に稲澤歯科
　　　　　　　　　　　　医院を開設し現在に至る。

歯学博士学位授与（鼓索神経切断後のラット顎下
腺の変化に関する実験的研究〈九州歯科学会〉）

　医院開設と同時にむし歯と歯周病の治療に明
け暮れながらも、一方では、予防歯科の推進と
通院困難な患者様の訪問診療にも取り組む。

更に昨今の健康寿命の延伸を考えたとき、お口の健康が如何に全身の健康に関わ
っているかが分かってきた。つまりお口のオーラルフレイルと全身のフレイルを
切り離すことなく、両方同時に改善に向けて取り組む必要があると考え実践して
いる。

《**主な訪問診療先**》　長崎市内の病院、居宅、グループホーム、
　　　　　　　　　　　特別養護老人ホーム等

《**対　外　活　動**》　ＮＰＯ法人「ながさき県民医療福祉協議会」前理事長
　　　　　　　　　　　「被爆者歌う会ひまわりを支援する市民の会」会長
　　　　　　　　　　　長崎市民ＦＭ「長崎夢散歩」主宰

《**趣　　　　　味**》　ゴルフ、剣道（五段錬士）
　　　　　　　　　　　作詞‥「いな　かもん」の名で、これまでに長崎夢散歩、
　　　　　　　　　　　祈り〜母と娘の歌、花物語、長崎夜景、大黒町唐人船、
　　　　　　　　　　　長崎芸妓衆、結婚の歌、歯みがきだ〜いすき　他を作詞。

参考資料

「歯科診療所におけるオーラルフレイル対応マニュアル2019年版」　日本歯科医師会

「口腔ケアのアクティビティ」　平野浩彦 編著

「お口の健康体操」「口腔健康管理マニュアル～口腔技能管理編～」　長崎県歯科医師会

「からだ探検」　監修 養老孟司

「８０２０への道」　長崎県・長崎県歯科医師会

ピラティス＆ヨガスタジオ　リアン

「鼻のせいかもしれません」　黄川田 徹

PILATES（筆者）

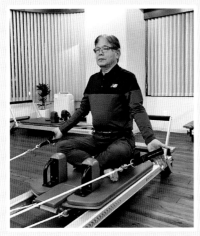

リフォーマー

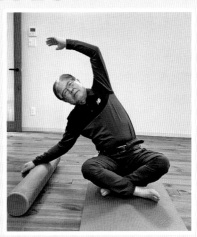

マット

歯科医が見つけた
ピンピン長生きの3法則

発行日	初版 2023年2月11日
著 者	稲澤 陽三（いなざわ ようぞう）
発行人	片山 仁志
編集人	山本 正興
発行所	**株式会社 長崎文献社** 〒850-0057　長崎市大黒町3-1　長崎交通産業ビル5階 TEL.095-823-5247　FAX.095-823-5252 ホームページ　https://www.e-bunken.com
イラスト	亀山 裕美子（第一章） まつもと りょうた（第二章以降）
デザイン	ミート・デザイン工房　濱﨑 稔
印 刷	日本紙工印刷株式会社

©2023 Nagasaki Bunkensha,Printed in Japan
ISBN978-4-88851-379-1　C0047　¥1400E